我的 90 天減重日記本

90 Days Diet Diary

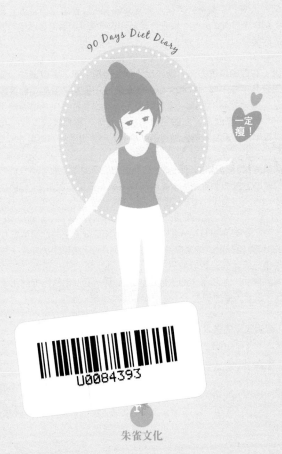

90 Days Diet Diary

一定瘦！

U0084393

朱雀文化

序

減重計畫之前

這本日記本，是專為有心減重的人設計的，主要是記錄90天內，每天三餐的飲食內容，以及每天的活動量和運動量，希望從「飲食控制」和「多做運動」雙管齊下，達成健康減重的目標。

在這個人人嚷著要減重的時代，究竟哪些人可以參加這個減重計畫呢？首先，可以先參考p.6～7，從理想體重和BMI值，測量出自己是否適合參加這個計畫。

最健康、有效的減重方法，應該從「飲食控制」和「多做運動」著手，絕非完全靠不吃不喝，或者少吃少喝來達成，這點減重族絕對要謹記在心。在「飲食控制」方面，需從營養均衡的飲食著手，減重族們可參照p.12～14，瞭解飲食方面的注意事項。此外，運動也很重要，可參照p.26從每個人一天當中的活動和運動量，大略算出消耗的熱量。

當你記錄完第1個星期的日記，立刻針對你記錄的內容做小小分析，將這些分析做為之後數個星期的改進。所以，大家要用心記載第1個星期的內容喔！

另外，除了每天勤寫日記，別忘了每天測量體重，並將數據標記在日記p.118的體重表裡，這能讓你更瞭解減重期間自己體重上的變化。當減重計畫最後一天，就是驗收成果的日子。相信一路按照計畫進行的你，一定能減重成功。但若不小心失敗了也別氣餒，至少你已經瞭解正確的飲食觀念，只要再繼續努力，不久一定能達成目標。

最後，祝大家寫完這本日記時＝減重成功日。

美好生活實踐小組

Step1

Made up Your Mind

你下定決心
要挑戰減重計畫嗎？

最簡單的減重計畫，就從記錄飲食和運動、生活習慣開始！下定決心，就從90天的計畫開始！

90天減重日記本
My Diet Diary within 90 Days

減重的第一天是準備天，就是「下定決心」，以及詳細閱讀p.5～15的內容。

計畫第1天

在減重精靈的見證下，我 ⬛⬛⬛（簽名）決定參加「**90天減重計畫**」。今天起，先從閱讀相關資訊（p.6～15）開始，再確實記錄這本日記本，務必達成終極目標！

為自己拍張減重前的照片吧！

我的減重目標

目前體重 ⬛⬛ 公斤
目標體重 ⬛⬛ 公斤

所以還必須減掉 ⬛⬛ 公斤！

計畫開始日 ⬛ 年 ⬛ 月 ⬛ 日
計畫結束日 ⬛ 年 ⬛ 月 ⬛ 日

減重挑戰者 ⬛⬛⬛（簽名）

測量自己的身體

除了體重的數字外，你是否對身體其他部位的尺寸感到陌生？別忘了這些尺寸也是很重要的。現在，拿出捲尺，請你的家人、朋友幫你測量一下，將數據完整記入下圖中。

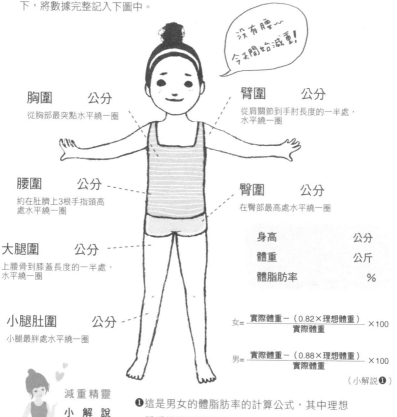

沒有腰～
今天開始減重！

胸圍　　公分
從胸部最突點水平繞一圈

臂圍　　公分
從肩關節到手肘長度的一半處，
水平繞一圈

腰圍　　公分
約在肚臍上3根手指頭高
處水平繞一圈

臀圍　　公分
在臀部最高處水平繞一圈

大腿圍　　公分
上腰骨到膝蓋長度的一半處，
水平繞一圈

身高　　　　　　公分
體重　　　　　　公斤
體脂肪率　　　　%

小腿肚圍　　公分
小腿最胖處水平繞一圈

$$女 = \frac{實際體重 - (0.82 \times 理想體重)}{實際體重} \times 100$$

$$男 = \frac{實際體重 - (0.88 \times 理想體重)}{實際體重} \times 100$$

（小解說❶）

減重精靈
小 解 說

❶這是男女的體脂肪率的計算公式，其中理想
　體重的算法可參照p.6。

誰需要減重？

「我快穿不下這些衣服了，我需要減重」、「再不減重，
就無法彎腰繫鞋帶了」，這些抱怨的話是不是常聽到人說
呢？在這個營養爆滿的時代，減重似乎成了全民的口頭
禪。不過，每個人是否真的都需要減重呢？
科學數據會說話，你可以參照以下的公式，**從理想體重和
BMI值兩方面，判斷自己是否需要減重。**

算出理想體重

測量身高，就能計算出自己的理想體重了。

理想體重＝身高（公尺）×身高（公尺）×22

（小解說❶）

以160公分、50公斤的女性為例，
理想體重＝1.6×1.6×22＝56.32。
如果你的體重超過理想體重，就可以參加減重計畫。

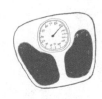

> 理想體重=1.6/公尺×1.6/公尺×22＝56.32

瞭解自己的BMI值

身體質量指數（BMI，Body Mass Index），是世界衛生組織建議利用人的體
重和身高，測量出的簡易肥胖數據指標。

BMI＝體重（公斤）÷身高（公尺）²

以160公分、50公斤的女性為例，BMI＝50÷(1.6)² ≒19.53

（小解說❷）

$$BMI= \frac{(50/公斤)}{(1.6/公尺)^2} =19.53$$

★ BMI值代表什麼意思？

BMI是現今國際間判斷一個人的身高、體重是否在正常範圍的計算方式，當你算出自己的BMI值，可參考下方的表格，**介於18～24之間代表健康**，其他色框部分，不論是過輕或過重、肥胖，都算在異常的範圍。

如果你的BMI值落在「過重、肥胖」的異常區中，就需要參加這次的減重計畫了！

測出的BMI值	代表的意思
BMI＜18.5	體重過輕
18.5≦BMI＜24	正常範圍
24≦BMI＜27	過重（異常）
27≦BMI＜30	輕度肥胖
30≦BMI＜35	中度肥胖
BMI≧35	重度肥胖

可參加
減重計畫

BMI值解說表

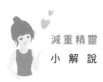

減重精靈
小 解 說

❶公式中的22，是目前世界衛生組織認定的標準BMI值數據。

❷≒是大約等於的意思。

為什麼要減重？

在某些人的觀念中，肥胖、過重會使人的心理、外觀和人際關係多少受到影響，但這絕不是唯一的理由。最關鍵的原因，是它會為健康帶來負擔，增加罹患慢性病的機率。

★ 挑戰減重前4大覺悟

在開始減重計畫前，除了決心，你必須先有幾個覺悟：

覺悟1 減重絕非一蹴可及，依個人體質，以每個月減掉1～3公斤為佳，是安全的減重範圍。

覺悟2 飲食的節制固然是減重成敗的關鍵，但別忽略了適量的運動、生活習慣的改變、保持樂觀和積極挑戰的心情。

覺悟3 不要剛開始就設定超高目標，以免難以達成，容易喪失自信和繼續挑戰的動力。

覺悟4 減重最忌諱不擇手段，其中尤以吃藥最傷身，而且一旦停藥後體重會回升，從結果來看，並非成功的減重。

★ 90天減重計畫的3個流程

這個計畫可分成以下三個步驟：

步驟1 先做好心理準備，想想自己每天是否能抽出時間確實記錄、能否騰出運動的時間，然後訂定減重的目標。

步驟2 開始記錄第1個星期的飲食內容、運動時間以及生活習慣，務必確實。

步驟3 分析飲食、運動。

Step2

開始記錄減重日記囉！

參照下一頁的表格記錄方式，如同寫日記般，將每一天的
飲食和運動內容確實寫下，幫助瞭解你的生活方式。

填寫表格前看這裡

90天減重日記本的使用方法，每一頁的表格代表一天，不論週末或假日都要確實填寫。記錄內容除了飲食和運動，還包括了排便、生理期和每天的心情記錄。

❶ 飲食知多少

即使在減重計畫裡，也要吃得營養均衡。在表格裡，將飲食內容分成「主食」、「主菜」、「副菜」、「湯類」、「飲料」和「其他」。除了記下每天吃的東西，別忘了把用餐時間、地點，還有和誰一起吃飯完整寫下。

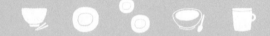

❷ 運動看這邊

參加減重計畫的人，一定要有「減重得靠飲食和運動雙管齊下」的認知！這裡的運動包含了活動類，像上下班（課）的走路、打掃環境、購物等，以及運動類，像打網球、慢跑、競走、游泳等，確實記下這些活動的時間。

❸ 每天量體重

準備一個電子磅秤，建議你每天測量體重，可選在早上起床、排便後或晚上就寢前。減重之初若數字下降較慢，也不要灰心喔！

❹ 排便是否順暢

能否順暢的排便，是身體是否健康的判斷之一喔！可用以下★、●和▲的記號來標示每天的排便狀況！

★　順暢

●　下痢，即排出液態的黃便、稀便，排便的次數也較一般來得多。

▲　便秘，上不出來。

❺ 心裡偷偷說

在這個小欄位裡，你可以寫下每天的減重心得，類似一篇小日記。

❻ 小常識和MENO

這個單元中，減重精靈會告訴你一些正確的觀念、減重的資訊，以及常見的迷思，讓你減得健康又窈窕。

❼ 生理期

在女性每個月一次的生理期時，可稍微改變飲食內容，多補充鐵質和含有豐富纖維質的食物。而且也可藉由記錄，瞭解生理期前後體重的變化。

❶ 飲食　　　　　　　　　　　　❸ 體重

1st week ｜ 99 年 6 月 8 日 星期 二 天氣 晴 今天體重 70 kg

| 早 | 幾點吃 | 6:30 | 在哪吃 | 家裡餐桌 | 和誰吃 | 自己 |

主食	主菜	副菜	湯	飲料	其他
吐司夾火腿 (2片薄吐司 少許奶油)	水煮蛋 1個 (雞蛋)			鮮奶1盒 (250c.c.)	

| 中 | 幾點吃 | 12:15 | 在哪吃 | 公司 | 和誰吃 | 同事 |

主食	主菜	副菜	湯	飲料	其他
白飯 100公克	·涼拌花枝 ·甜椒炒雞胸肉	·涼拌綠花椰菜 ·炒空心菜		美式咖啡 1杯 (250c.c.)	水蜜桃 1個

| 晚 | 幾點吃 | 18:30 | 在哪吃 | 家裡餐桌 | 和誰吃 | 家人 |

主食	主菜	副菜	湯	飲料	其他
·五穀飯 100公克	·炒牛肉 ·涼拌嫩豆腐	·炒菠菜 ·蕃茄炒蛋 ·話梅甜椒	菜瓜湯	冰豆漿 1杯 (250c.c.)	芭樂 1個 櫻桃 6個

我的運動

❷ 運動

活動 煮菜 30分　　走路 30分　　運動 跳繩 40分　　　分

　　　　分　　　　分　　　　分　　　　分

排便 ▲　　❹ 排便

生理期中 ✓　　生理期後　　天　　❼ 生理期

❺ 日記　心裡偷偷說

今天是減重的第1天，希望可以順利達成目標！

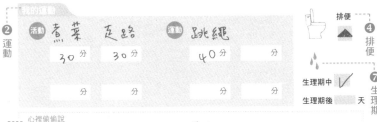

❻ 小常識　減重小常識

蒟蒻是一種零熱量的食材，又含有豐富的食物纖維，食用後很有飽足感，尤其適合減重一族。市售的蒟蒻絲、蒟蒻卷、蒟蒻條等，可利用滷、炒或涼拌，烹調成各式料理。唯需注意不可過於依賴，每餐都食用蒟蒻。

主食、主菜和副菜有哪些？

「少吃澱粉類、肉類，一定能減肥。」這是減重族常抱持的錯誤想法。在飲食上，應該要攝取均衡的營養素，少吃**「會加快製造脂肪的食物」**。均衡的營養素之所以重要，是因為它有助於人體的能量代謝。**「營養失衡會導致無法正常吸收、代謝紊亂，即使吃再少減重都難以成功」**，這點減重族一定要謹記在心。若從最一般的飲食習慣來看，可將一天三餐內容，實行**「主食、主菜、副菜組合的方法」**，達到每天均衡的飲食。不過，你知道什麼是主食、主菜、副菜嗎？

主食

能提供身體的基本能量，主要成分為碳水化合物，可帶來飽足感的食物，常見的有：五穀類（米飯）、麵包、麵類等。在記錄日記時，若屬於主食＋主菜，或者主食＋主菜＋副菜的組合，可以清楚寫明：「咖哩雞飯→主食＋主菜＋副菜」、「漢堡→主食＋主菜」、「蔬菜麵→主食＋副菜」、「生魚片壽司盒餐→主食＋主菜」。

主菜

提供不可或缺的蛋白質，可促進肌肉和骨骼的發育、維持腦力、健全身體免疫功能、調節生理機能等。是以海鮮、魚類、肉類、蛋、黃豆、黃豆製品為主的食品。當然，經過加工的如火腿、香腸、魚丸等也屬這類。

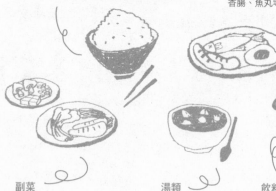

副菜

是最佳維生素、礦物質和食物纖維等的提供來源，範圍包含了蔬菜、海藻類、菌類（香菇）、黃豆以外的豆類、花生、核果類等。食物纖維可幫助改善腸道的環境，而各種維生素和礦物質的相輔搭配，可調節生理機能。

湯類

可分成單純的湯，以及在湯中加入了蔬菜等副菜、魚類等主菜的有料湯品。

飲料和其他

包含未加入糖的茶類、牛奶、紅茶和咖啡等。其他類則是像水果、蛋糕點心、果汁、各種酒類等，都屬於這個範圍。

減重族可以這樣吃

即使減重中，但只要營養均衡且適量、慎選烹調方式，還是可以吃一頓有飯、有菜、有肉的餐。下表中的簡易分類食物，幫助你減重時，每餐不用嚼菜根。

主食

種類	最為熟知的食物	建議的菜色（小解說❶）
米類	白米、糙米、米粉、米苔目、河粉、年糕	南瓜飯、香菇拌飯、香菇鮮筍飯、蔬菜炒飯、糙米牛肉飯、韭菜米苔目、蔬菜飯糰、米粉湯、越南河粉
麵類	油麵、義大利麵、烏龍麵	和風涼麵、味噌湯烏龍麵、泡菜冬粉、海鮮湯麵、義大利涼麵、蕃茄義大利麵、咖哩烏龍麵
麵包類	全麥吐司、全麥麵包	雞腿全麥三明治、高纖漢堡、全麥吐司卷、雞肉漢堡
其他穀類雜糧、芋類	其他穀類雜糧、馬鈴薯	全麥饅頭夾蛋、香菇薏仁飯、章魚燒、香烤馬鈴薯、烤地瓜、十穀（五穀）飯

主菜

種類	最為熟知的食物	建議的菜色（小解說❷）
肉類	豬肉、牛肉、雞肉、肉類加工製品	雞肉凍、滷雞腿、蒜泥豬腱肉、可樂滷牛腱
魚類、海鮮	魚、蝦子、貝類、螃蟹、章魚、花枝	芥末章魚、酸辣花枝、蘋果蝦馬鈴薯泥、洋蔥鮪魚沙拉、涼拌花枝、滷海參
蛋	雞蛋	茶碗蒸、蛋炒飯、蛋包飯、蕃茄炒蛋、蔬菜蒸蛋
黃豆、黃豆製品	豆腐、豆漿	薑汁嫩豆腐、涼豆腐DIY、柴魚豆腐、豆腐羹

副菜和湯類

種類	最為熟知的食物	建議的菜色（小解說❸）
蔬菜類	各類蔬菜	拌洋蔥、豆腐乳空心菜、炒綠花椰菜、話梅甜椒、枸杞菠菜
芋類	芋頭、蒟蒻	滷蒟蒻、涼拌蒟蒻絲、蒟蒻涼麵、馬鈴薯沙拉
黃豆以外的豆類	紅豆、綠豆、毛豆、四季豆	蒜拌毛豆、豆腐乳四季豆
菌類（香菇等）	香菇、蘑菇、杏鮑菇、金針菇	烤雙菇、香菇蘿蔔湯、芝麻杏鮑菇
海藻類	海帶、紫菜	銀芽海帶絲、鮪魚海帶芽湯

減重精靈

小解說

❶~❸這些都是建議的菜色，在減重日記本中的 p.37、p.45、p.53提供了數道食譜，可供參考。

每餐該吃多少才好

減重，簡單來說，就是「**吃入食物的熱量，少於身體所需的熱量！**」因此，少吃、多動（能消耗更多熱量），是減重的不二法門。那你的身體一天需要多少的熱量才夠呢？

怎麼算一天所需的熱量

每個人每天從事活動的強度，或者是否為理想體重，會算出不同的所需熱量。這裡你必須瞭解以下5個知識：

知識1 理想體重＝身高（公尺m）×身高（公尺m）×22

知識2 每日所需熱量（大卡kcal）＝體重（公斤kg）×活動量程度表

知識3 體重超過理想體重的10%，是「體重過重」；超過20%是「肥胖」。

知識4 參照以下「不同活動量程度所需的熱量表」，瞭解個人的活動量程度。

體型 活動量程度	體重過重＞10%	理想體重±10%
臥床	20	20～25
清閒	20～25	30
中等	30	35
重度	35	40

知識5 人體1公斤的體脂肪，約含有7,700大卡的熱量。

算算小娟一天所需的熱量

以165公分、70公斤，25歲上班族，活動量中等的女性小娟為例，運用「理想體重」和「每日所需熱量」公式來計算：

理想體重＝1.65×1.65×22（小解說❶）≒59.8（公斤kg）

（70-59.8）÷59.8≒16.7%，已超過10%了，所以算是體重過重。

每日所需熱量＝70×30＝2,100（大卡kcal）

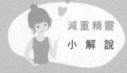

減重精靈
小 解 說

❶公式中的22，是目前世界衛生組織認定的標準BMI值數據，亦可參照減重日記p.6~7。

★ 以2星期減掉1公斤為目標

小娟每日所需的熱量是2,100大卡，而人體1公斤的體脂肪，約含有7,700大卡的熱量。如果在飲食上能夠每天減少500大卡，也就是每天以1,600大卡為基準，大約2星期可減約1公斤。

＊7,700÷500＝15.4天，大約2星期就能達成目標。

★ 趕緊算算自己如何在2星期減掉1公斤

提示1 趕緊測量目前體重

提示2 計算自己的理想體重

提示3 計算每日所需熱量

提示4 以7,700大卡來試算，算出自己一天的最佳熱量。

★ 主食、主菜、副菜該吃多少？

實行「**主食、主菜、副菜組合的方法**」來吃一天三餐，是這本減重日記的重點。參考下表，有助於瞭解一天該吃多少。另也加入奶類、水果的建議量，可適當食用，以達營養減重的目標。

種類	該吃多少
主食	可選擇精緻度較低的食品，像雜糧飯、五穀飯、糙米飯或者全麥吐司、全麥饅頭等，每餐一份，飯的話約食用100～150克。
主菜	油炸或過度烹調的肉類，因美味易讓人一吃再吃，要小心！海鮮、魚類或黃豆製品可以提供更完全的蛋白質，建議取代肉類。主菜每餐一份。
副菜	這是一般人最容易忽略的部分，各類維生素、礦物質和食物纖維等，必須從這類食物中獲取，是對身體健康有益的好食材。一天三餐可吃4小盤，每盤約100公克。
牛乳或乳製品	可選1杯牛奶240c.c.、1杯優酪乳240c.c.、或起司片約30公克。每天1～2份。
水果	100公克的水果每天約2個

★ 開始記錄減重日記囉！

從下一頁開始，要認真開始記錄自己每天的飲食內容，週末假日也別偷懶喔！

1st week

計畫第2天

年　　月　　日　星期　　　天氣　　　今天體重　　　kg

早		幾點吃	：	在哪吃		和誰吃	
主食	主菜	副菜	湯	飲料	其他

中		幾點吃	：	在哪吃		和誰吃	
主食	主菜	副菜	湯	飲料	其他

晚		幾點吃	：	在哪吃		和誰吃	
主食	主菜	副菜	湯	飲料	其他

我的運動

活動　　　　　　　　　　　　　運動

分	分		分	分
分	分		分	分

排便

生理期中

生理期後　　　天

心裡偷偷說

減重小常識　生菜沙拉是能一次吃到多種類蔬菜的好選擇，不過要注意沙拉醬的高熱量。告訴你2種萬用低卡沙拉醬的做法。**第一種洋蔥醬**：是將80克的洋蔥碎、1小匙的檸檬汁、1大匙的沙拉和1/3小匙的鹽全部混合即可，每大匙約36大卡；**第二種優格醬**：將1大匙的市售美乃滋加1大匙的無糖優格混合即可，每大匙約47大卡。

1st week

年　　月　　日　星期　　天氣　　今天體重　　kg

早	|幾點吃|	：	|在哪吃|		|和誰吃|	

主食	主菜	副菜	湯	飲料	其他

中	|幾點吃|	：	|在哪吃|		|和誰吃|	

主食	主菜	副菜	湯	飲料	其他

晚	|幾點吃|	：	|在哪吃|		|和誰吃|	

主食	主菜	副菜	湯	飲料	其他

我的運動

活動

分	分
分	分

運動

分	分
分	分

排便

生理期中

生理期後　　天

心裡偷偷說

減重小常識　雖說吃零食是造成減重失敗的元兇之一，但若真的完全不吃，會造成精神壓力的話，建議可以每天挑選一樣低熱量點心解嘴饞。像寒天蒟蒻凍、自製洋菜凍、一小包蘇打餅乾、一小碗杏仁豆腐等，都是低熱量的選擇。

1st week

計畫第 4 天

年　月　日　星期　　天氣　　今天體重　　kg

早		幾點吃	：	在哪吃		和誰吃	
主食	主菜	副菜	湯	飲料	其他

中		幾點吃	：	在哪吃		和誰吃	
主食	主菜	副菜	湯	飲料	其他

晚		幾點吃	：	在哪吃		和誰吃	
主食	主菜	副菜	湯	飲料	其他

我的運動

活動

分	分
分	分

運動

分	分
分	分

排便

生理期中

生理期後　　天

心裡偷偷說

減重小常識　從食物入口到大腦中樞感覺有飽，約需20分鐘的時間。所以，處理食材時，在不至於嗆著的前提下，可將食材切得稍微大一點，增加咀嚼的時間。加上一口咀嚼30〜40次，有助於養分的消化和吸收。

1 st week

年　　月　　日　星期　　　天氣　　　今天體重　　kg

早	|幾點吃|	：	|在哪吃|		|和誰吃|	

主食	主菜	副菜	湯	飲料	其他

中	|幾點吃|	：	|在哪吃|		|和誰吃|	

主食	主菜	副菜	湯	飲料	其他

晚	|幾點吃|	：	|在哪吃|		|和誰吃|	

主食	主菜	副菜	湯	飲料	其他

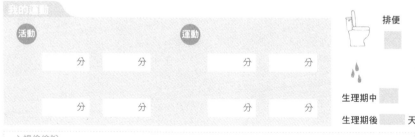

我的運動

活動　　　　　　　　　　　　　　　　運動

　　　分　　　　分　　　　　　　　　分　　　　分

　　　分　　　　分　　　　　　　　　分　　　　分

排便

生理期中

生理期後　　　天

心裡偷偷說

減重小常識

飲料美味，但卻是減肥的大敵人。市售的珍珠奶茶、碳酸飲料、含糖飲料等，最好都不要碰。想喝飲料時，可選擇不加糖的咖啡、烏龍茶、牛奶或優酪乳等。

1st week

年　　月　　日 星期　　天氣　　今天體重　　kg

早	|幾點吃|	:	|在哪吃|		|和誰吃|	
主食	主菜	副菜	湯	飲料	其他

中	|幾點吃|	:	|在哪吃|		|和誰吃|	
主食	主菜	副菜	湯	飲料	其他

晚	|幾點吃|	:	|在哪吃|		|和誰吃|	
主食	主菜	副菜	湯	飲料	其他

我的運動

活動　　　　　　　　　　　　　　運動

	分		分			分		分

	分		分			分		分

排便

生理期中

生理期後　　　天

心裡偷偷說

減重小常識　蔬菜、水果類中所含的食物纖維，對減重的人來說很重要！它除了可增加飯後的飽足感，還可以促進腸胃的蠕動和消化，防止減重期間的便秘。除了蔬菜、水果，可當主食的五穀類，以及蒟蒻等，都是極佳的選擇。

20

1st week

年　　月　　日　星期　　　天氣　　　今天體重　　　kg

早	|幾點吃|	：	|在哪吃|		|和誰吃|	
主食	主菜	副菜	湯		飲料	其他	

中	|幾點吃|	：	|在哪吃|		|和誰吃|	
主食	主菜	副菜	湯		飲料	其他	

晚	|幾點吃|	：	|在哪吃|		|和誰吃|	
主食	主菜	副菜	湯		飲料	其他	

我的運動

活動			運動			排便
	分	分		分	分	
	分	分		分	分	生理期中

生理期後　　　天

心裡偷偷說

減重小常識

進食的順序也對減重有加分作用，建議先喝湯類，再食用主菜、副菜和主食，若有水果，餐畢再食用。湯類應避免熱量較高的濃湯，清湯才是減重族的好朋友！

1st week

計畫第8天

年　　月　　日 星期　　天氣　　今天體重　　kg

早	|幾點吃|	：	|在哪吃|		|和誰吃|	
主食	主菜	副菜	湯	飲料	其他

中	|幾點吃|	：	|在哪吃|		|和誰吃|	
主食	主菜	副菜	湯	飲料	其他

晚	|幾點吃|	：	|在哪吃|		|和誰吃|	
主食	主菜	副菜	湯	飲料	其他

我的運動

活動

| | 分 | | 分 |
| | 分 | | 分 |

運動

| | 分 | | 分 |
| | 分 | | 分 |

排便

生理期中

生理期後　　天

心裡偷偷說

減重小常識
魚貝類等海鮮中，像秋刀魚、沙丁魚的脂肪較多，注意不可多吃。旗魚、鮭魚和紅鮪魚等較值得推薦。蝦子、花枝雖然是優質蛋白質的來源，但這類食物多吃會攝取到過多的膽固醇，適量食用即可。

第1個星期過關囉！

減重計畫過了7天，是不是覺得很辛苦呢？

接下來，從這一星期你所記載的內容裡，許多飲食習慣、偏好、運動時間將更能一目了然。你也可以測量體重，但若沒有大成效先不要灰心，第一個星期只是讓你瞭解自己的飲食和生活型態，清楚自己的缺失。

準備好了嗎？我們翻開下一頁開始分析吧！

Check！Check！Check！檢查我的飲食

參照第1個星期的記錄內容，仔細檢查主食、主菜、副菜和其他飲食內容，回答下面的問題。參照解析，當作之後減重飲食的參考。

種類	問答和解析
主食	1.【 】主食中的飯類，多以哪種為主？ ❶白米❷糙米❸十穀米❹胚芽米 ◆解析→米類中未精緻過的糙米、十穀米和胚芽米，都比白米的營養來得高。 2.【 】主食中的麵包、饅頭類，多以哪種為主？ ❶白吐司❷全麥吐司❸白饅頭❹全麥饅頭 ◆解析→100公克的全麥吐司較白吐司少了63大卡；全麥饅頭或全麥漢堡皮，可增加纖維的攝取。
主菜	1.【 】主菜的烹調，多是哪種方式？ ❶煮❷拌❸快炒❹油炸 ◆解析→儘量選擇少油的烹調方式，可利用煮、烤、燙或滷的方式，取代油炸、油炒或油煎。 2.【 】主菜都是以哪一類為主？ ❶海鮮❷肉類❸黃豆、黃豆製品❹每種都有 ◆解析→每一種食材都有其營養成分，只要謹記適量，並且各種類都有食用即可。 3.【 】若為肉類主菜，多取哪個部位的肉？ ❶去皮雞胸❷雞腿❸火腿❹香腸 ◆解析→去皮雞胸的熱量較低，可多烹調。家禽類的肉所含粗脂肪比家畜類來得少，可用雞腿增加飲食變化。火腿和香腸是肉類加工食品，含鹽過高，不可食用過量。
副菜	1.【 】副菜中，多以哪種食材為主？ ❶蔬菜（含瓜類）❷菌類（菇類）❸海藻類❹黃豆外的豆類 ◆解析→切勿偏食某種類食材，應每種食材都適量食用。 2.【 】每天都吃幾份副菜？ ❶1～2份❷2～3份❸3～4份❹4～5份 ◆解析→副菜是維生素、礦物質和食物纖維的提供者，減重計畫中，以每天總和4份為佳。 3.【 】每份副菜大概多少公克？ ❶100公克❷200公克❸隨意，沒有特別秤過 ◆解析→每份副菜約100公克的量即可。
其他	1.【 】每天吃幾個水果（以100公克算）？ ❶1個❷1～2個❸2～3個❹3個以上 ◆解析→水果養分高，但甜度也高，含有熱量，每天約2個為佳。可選蕃茄、芭樂、奇異果、蓮霧、橘子等。 2.【 】每天用餐的時間固定嗎？ ❶差不多時間❷不固定 ◆解析→養成固定時間用餐，不要隨意更改，以免飢餓使下一餐吃更多。

3.【 　 】烹調時會加入以下哪種調味料？

❶沙茶醬 ❷麻油、辣油 ❸ XO醬 ❹都不加

◆解析→大部分的醬汁都含有大量的油脂，儘量少使用。可選用辣椒、八角、蔥和蒜等天然的辛香料來調味。

4.【 　 】除了水和茶，會喝哪種飲料？

❶無糖咖啡 ❷碳酸飲料 ❸奶茶 ❹都不喝

◆解析→飲料應以未加入糖為原則，若真想加糖，可加入蜂蜜。

Check！Check！Check！從顏色來分析！

準備淺綠色、橘色和淺藍色的色筆，將飲食內容分成以下3種類。然後以3種不同顏色，在飲食內容中畫上記號做標記。

油類脂肪較多→用橘色筆畫●

蔬菜菇類多→用淺綠色筆畫▲

點心飲料多→用淺藍色筆畫■

早	幾點吃 18:30	在哪吃 家的餐桌	和誰吃 自己			
主食	主菜	副菜	湯	飲料	其他
	炸豆腐 炸花枝	涼拌綠花椰菜 炒豆莢菜			

記號	解析
橘色●	●較多→表示料理中加了較多的油，攝取過多熱量，建議以煮、烤、蒸等烹調方式來取代。肉類料理記得剝除外皮或肥肉。 ●較少→想必你已用健康的方式來烹調，接下來也要努力喔！
淺綠色▲	▲較多→喜愛吃蔬菜料理的你，必能朝著減重成功邁進一大步。 ▲較少→表示你吃的蔬菜類不夠，應多食用各類蔬菜、瓜類、菌類、海藻類，可獲得更多營養素和水溶性纖維，讓你排便更順暢。
淺藍色■	■較多→零食、點心中過多的糖份，會轉化成脂肪堆積在體內，若真的很想吃糖，可用代糖調味。 ■較少→恭喜你成功防止脂肪生成，很快就能達到減重目標。

★之後飲食該注意的重點

有了以上2頁的分析結果，寫下第一個星期飲食內容的缺點，努力改進，朝著下一個星期的減重計畫前進。

我要注意的事項有　　　　　　改進1.

（例如）副菜中我偏愛吃葉菜　　改進2.

類，應增加瓜類和菇類食物。

　　　　　　　　　　　　　　　改進3.

Check！Check！Check！檢查我的運動量

減重計畫中，除了飲食方面的控制，更別忘了另一個減重的關鍵──運動。減重日記中的運動，分成「日常生活中的活動」，如：打掃、走路、洗車、散步和娛樂等，以及「運動」，如：網球、高爾夫球、桌球和舞蹈等。

可參照以下的「活動熱量消耗表」，看看你每天消耗了多少熱量！

活動項目	時間	熱量	活動項目	時間	熱量
坐公車（站著）	30分鐘	33大卡	散步	60分鐘	132 大卡
坐公車（坐著）	30分鐘	53大卡	跑步	60分鐘	352大卡
打掃	30分鐘	114大卡	慢跑	30分鐘	300大卡
煮飯	30分鐘	90大卡	快步走	30分鐘	114大卡
遛狗	60分鐘	130大卡	排球	30分鐘	175大卡
逛街	60分鐘	110大卡	壁球	30分鐘	300大卡
泡澡	30分鐘	84大卡	籃球	60分鐘	500大卡
插花	60分鐘	114大卡	桌球	60分鐘	300大卡
郊遊	60分鐘	240大卡	網球	60分鐘	352大卡
開車	60分鐘	82大卡	羽毛球	30分鐘	112.5大卡
工作	60分鐘	76大卡	高爾夫球	60分鐘	186大卡
看電視	60分鐘	72大卡	游泳	30分鐘	518大卡
唱KTV	60分鐘	81大卡	伸展瑜珈	30分鐘	100大卡
購物	60分鐘	180大卡	有氧運動	60分鐘	252大卡
看電影	60分鐘	66大卡	跳繩	30分鐘	224大卡
唸書	60分鐘	88大卡	跳舞	30分鐘	150大卡
爬樓梯	30分鐘	141大卡	仰臥起坐	60分鐘	432大卡
燙衣服	60分鐘	120大卡	騎腳踏車	30分鐘	92大卡
洗衣服	30分鐘	57大卡	跆拳道、柔道	30分鐘	250大卡
講電話	30分鐘	33大卡	打拳	60分鐘	450大卡
睡午覺	30分鐘	24大卡	騎馬	60分鐘	276大卡
洗碗收拾餐具	30分鐘	68大卡	滑雪	60分鐘	354 大卡

活動消耗熱量表

記入這個星期的活動和運動量

在下表格中，將你這7天，包含生活中的活動和運動，詳細記錄，再算好熱量填入，就能知道一星期消耗多少熱量。

時間	記入內容	活動	運動	合計
星期一		（　）大卡	（　）大卡	（　）大卡
星期二		（　）大卡	（　）大卡	（　）大卡
星期三		（　）大卡	（　）大卡	（　）大卡
星期四		（　）大卡	（　）大卡	（　）大卡
星期五		（　）大卡	（　）大卡	（　）大卡
星期六		（　）大卡	（　）大卡	（　）大卡
星期日		（　）大卡	（　）大卡	（　）大卡
	合計→	（　）大卡	（　）大卡	（　）大卡

（範例）

時間	記入內容	活動	運動	合計
星期一	打掃30分,查額30分,有氧30分	(304)大卡	(252)大卡	(456)大卡
星期二	打掃30分開車30分	(172)大卡	(0)大卡	(172)大卡
星期三		（　）大卡	（　）大卡	（　）大卡
星期四		（　）大卡	（　）大卡	（　）大卡
星期五		（　）大卡	（　）大卡	（　）大卡
星期六		（　）大卡	（　）大卡	（　）大卡
星期日		（　）大卡	（　）大卡	（　）大卡
	合計→	（　）大卡	（　）大卡	（　）大卡

之後運動該注意的重點

有效的減重計畫,必須靠飲食和運動雙管齊下,才能達成目標且不易復胖。通常一星期需運動3～4天,每次運動最少需30分鐘以上才有效果,從p.27的表看你這一星期的活動和運動,是否有需要改進的地方?

 我要注意的事項有

(例如)我一星期中只有運動2天,應該再增加2天。

改進1.

改進2.

改進3.

 朝下一階段邁進

審視完第1個星期的飲食和活動、運動內容,你應該瞭解需要改進的地方了。接下來第2～12個星期中,別忘了也得仔細記錄喔!

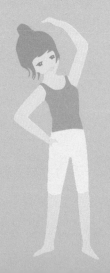

Step3

2nd~12th Week
朝第2～12個星期邁進！

第2～12個星期的減重日記寫法和第1個星期相同。不過，要留意飲食、運動該注意的事項喔！這個階段正式進入減重黃金期了！

2nd week

年　　月　　日　星期　　天氣　　今天體重　　kg

早		幾點吃	:	在哪吃		和誰吃	
主食	主菜	副菜		湯	飲料	其他

中		幾點吃	:	在哪吃		和誰吃	
主食	主菜	副菜		湯	飲料	其他

晚		幾點吃	:	在哪吃		和誰吃	
主食	主菜	副菜		湯	飲料	其他

我的運動

活動

　　　分　　　　　分

　　　分　　　　　分

運動

　　　分　　　　　分

　　　分　　　　　分

排便

生理期中

生理期後　　　天

心裡偷偷說

減重小常識　很多人誤以為能提供良好蛋白質，但卻高熱量的肉類，在減重期間不能吃。其實，肉類依不同部位而卡路里有差異，像去皮的雞胸肉、豬後腿瘦肉等，既能吃到優質蛋白質，還可避免攝取過多脂肪。

2nd week

年　　月　　日　星期　　天氣　　今天體重　　kg

早	幾點吃	：	在哪吃		和誰吃	
主食	主菜	副菜	湯		飲料	其他

中	幾點吃	：	在哪吃		和誰吃	
主食	主菜	副菜	湯		飲料	其他

晚	幾點吃	：	在哪吃		和誰吃	
主食	主菜	副菜	湯		飲料	其他

我的運動

活動			運動		
分	分			分	分
分	分			分	分

排便

生理期中

生理期後　　　天

心裡偷偷說

減重小常識

植物中的毛豆有非常高的營養價值，有「植物肉」之稱，含高蛋白質，而且它還有想不到的高食物纖維，是一般肉類比不上的，能提供飽足感。還能預防便秘，是減重族（尤其素食減重族）的「蔬菜肉」，一定要好好利用！

31

2nd week

年　月　日 星期　天氣　今天體重　kg

早	|幾點吃| : |在哪吃|	|和誰吃|	
主食	主菜	副菜	湯	飲料	其他

中	|幾點吃| : |在哪吃|	|和誰吃|	
主食	主菜	副菜	湯	飲料	其他

晚	|幾點吃| : |在哪吃|	|和誰吃|	
主食	主菜	副菜	湯	飲料	其他

我的運動

活動　　　　　　　　　　　　運動

　　　分　　　分　　　　　　分　　　分

　　　分　　　分　　　　　　分　　　分

排便

生理期中

生理期後　　天

心裡偷偷說

減重小常識　開水、無糖茶類和咖啡，是減重期間的最佳飲品良伴。有液體脂肪之稱的酒類，則不適合飲用。多喝開水雖有助於體內環保，但每個人每天飲水量約為2,000c.c.，切記勿過度飲用導致水中毒。

2nd week

年　　月　　日　星期　　天氣　　今天體重　　kg

早	|幾點吃|	： |在哪吃|	|和誰吃|	
主食	主菜	副菜	湯	飲料	其他

中	|幾點吃|	： |在哪吃|	|和誰吃|	
主食	主菜	副菜	湯	飲料	其他

晚	|幾點吃|	： |在哪吃|	|和誰吃|	
主食	主菜	副菜	湯	飲料	其他

我的運動

活動

分　　　分

分　　　分

運動

分　　　分

分　　　分

排便

生理期中

生理期後　　天

心裡偷偷說

減重小常識　選擇生鮮食材時，避免購買像丸子類、魚餃、燕餃、香腸、火腿、熱狗等經過加工的食品。由於加工過程中添加過多的鹽、澱粉、油脂、香料和防腐劑等，熱量比生鮮食品多出更多倍，應減少食用。

2nd week

計畫第 13 天

年　　月　　日　星期　　天氣　　今天體重　　kg

早	｜幾點吃｜	：	｜在哪吃｜		｜和誰吃｜	
主食	主菜	副菜		湯	飲料	其他

中	｜幾點吃｜	：	｜在哪吃｜		｜和誰吃｜	
主食	主菜	副菜		湯	飲料	其他

晚	｜幾點吃｜	：	｜在哪吃｜		｜和誰吃｜	
主食	主菜	副菜		湯	飲料	其他

我的運動

活動

　　　　分　　　　分

運動

　　　　分　　　　分

　　　　分　　　　分

　　　　分　　　　分

排便

生理期中

生理期後　　　天

心裡偷偷說

減重小常識　　速食店高熱量的美味漢堡是大家都喜愛的美食，減重的人如何健康吃漢堡呢？最簡單的方法就是自己DIY。**低卡漢堡的做法：**可選用高纖或全麥漢堡、瘦豬肉片，以烤箱烤熱，將肉夾入漢堡中，放上蘿蔓生菜，滴入少許低脂美乃滋即可。

2nd week

年　　　月　　　日　星期　　　天氣　　　今天體重　　　kg

早	幾點吃	：	在哪吃		和誰吃	
主食	主菜	副菜		湯	飲料	其他

中	幾點吃	：	在哪吃		和誰吃	
主食	主菜	副菜		湯	飲料	其他

晚	幾點吃	：	在哪吃		和誰吃	
主食	主菜	副菜		湯	飲料	其他

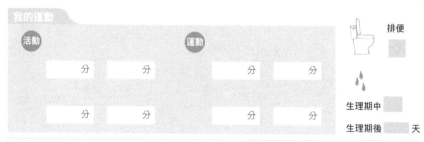

我的運動

活動　　　　　　　　　　　　　運動

　　　分　　　　　分　　　　　　　　分　　　　　分

　　　分　　　　　分　　　　　　　　分　　　　　分

排便

生理期中

生理期後　　　天

心裡偷偷說

減重小常識　減重時想吃甜食怎麼辦？可利用當作凝固劑使用的吉利丁粉做成果凍。**洛神花茶凍做法：**將20公克的洛神花、150c.c.的水煮滾，加入1～3公克的吉利丁粉和少許代糖混合，等果凍液涼後放入冰箱冰至凝固，就是洛神花茶凍囉！

2nd week

年　　月　　日 星期　　　天氣　　　今天體重　　kg

早	|幾點吃|	：	|在哪吃|		|和誰吃|		
主食	主菜	副菜	湯	飲料	其他

中	|幾點吃|	：	|在哪吃|		|和誰吃|		
主食	主菜	副菜	湯	飲料	其他

晚	|幾點吃|	：	|在哪吃|		|和誰吃|		
主食	主菜	副菜	湯	飲料	其他

我的運動

活動

	分		分

運動

	分		分

	分		分

	分		分

排便

生理期中

生理期後　　天

心裡偷偷說

減重小常識　夜晚時，因副交感神經活躍，易加速腸胃蠕動和脂肪堆積，加上此時分泌的胰島素較白天旺盛，因此，睡前若吃下糖果、蛋糕等甜食，很容易堆積脂肪。若真的很想吃東西，可吃點水果或御飯糰充飢。

美味主食食譜大公開

減重食譜≠水煮菜食譜,拋開吃那些軟爛菜,或苜蓿芽配小豆苗的可怕減肥食譜!90天的減重期間,參照以下提供的食譜,還是可以吃到美味。

菜名	材料	做法
南瓜飯 4人份,每份140大卡	南瓜120公克、胚芽米120公克、水300c.c.	1.南瓜切絲。胚芽米洗淨後加水浸泡約30分鐘,放入南瓜絲。 2.將做法1.放入電鍋中,外鍋倒入1/2杯水,按下開關,煮至開關跳起。
泡菜拌冬粉 1人份,185大卡	冬粉1把、泡菜50公克、豬肉片35公克、空心菜50公克、洋蔥40公克、蔥少許、調味料(泡菜汁和醬油適量、糖和麻油1小匙)	1.空心菜切適當的大小,洋蔥切絲,蔥切段。 2.鍋燒熱,倒入1小匙油,放入泡菜、空心菜、洋蔥、蔥段和肉片炒至熟。 3.煮一鍋滾水,放入冬粉煮至冬粉變透明,撈出瀝乾,放入盤中。 4.將做法2.放入冬粉盤中,加入適量泡菜汁、醬油、1小匙糖和麻油調味。
雞腿全麥三明治 2人份,每份240大卡	全麥吐司3片、去骨去皮雞腿肉70公克、苜蓿芽80公克、蕃茄40公克、咖哩醬2小匙	1.將咖哩醬和雞腿肉倒入鍋中煎熟,熄火後雞腿肉泡一下咖哩醬。 2.吐司切去吐司邊。取一片吐司,依序放上雞腿肉、吐司片、一層苜蓿芽、蕃茄片,再放上一片吐司,對切成2份。
烤雞腿堡 1人份,385大卡	高纖漢堡1個、去骨去皮雞腿肉40公克、萵苣30公克、調味料(沙拉醬1小匙、照燒醬3大匙)	1.漢堡烤熱,萵苣剝成片。 2.照燒醬倒入鍋中,放入雞腿肉醃一下,放入烤箱將肉烤熟。 3.在漢堡上依序鋪放萵苣、雞腿肉,擠上一點沙拉醬,蓋上漢堡皮。
秋葵鮮菇飯 1人份,160大卡	秋葵50公克、秀珍菇50公克、胡蘿蔔10公克、白飯100公克、調味料(鹽、胡椒粉少許)	1.煮一鍋滾水,放入秋葵燙熟,取出切成小丁。胡蘿蔔切丁。 2.煮一鍋滾水,放入秀珍菇、胡蘿蔔燙熟,撈出瀝乾水分,和秋葵、白飯拌勻,加入少許鹽和胡椒粉調味。

本頁食譜選自朱雀文化出版的《低卡也能飽》、《瘦身食材》及《每日1,000kcal瘦身餐》等書。

3rd week

年　　月　　日　星期　　　天氣　　　今天體重　　　kg

計畫第16天

早		幾點吃	：		在哪吃			和誰吃		
主食	主菜	副菜	湯	飲料	其他

中		幾點吃	：		在哪吃			和誰吃		
主食	主菜	副菜	湯	飲料	其他

晚		幾點吃	：		在哪吃			和誰吃		
主食	主菜	副菜	湯	飲料	其他

我的運動

活動　　　　　　　　　　運動

　　　　分　　　分　　　　　　分　　　分

　　　　分　　　分　　　　　　分　　　分

排便

生理期中

生理期後　　　天

心裡偷偷說

減重小常識　加入糖的甜點或碳酸飲料，切勿在兩餐之間的空腹時食用。空腹肚子餓時，吃入的糖會很快被吸收變成脂肪，加上肚子餓時血糖值較低，吃入的糖導致血糖值急速上升，加速分泌胰島素，很容易堆積脂肪，所以甜點儘可能在飯後享用。

3rd week

年　　月　　日 星期　　　天氣　　　今天體重　　 kg

早	|幾點吃|	：	|在哪吃|		|和誰吃|

主食	主菜	副菜	湯	飲料	其他

中	|幾點吃|	：	|在哪吃|		|和誰吃|

主食	主菜	副菜	湯	飲料	其他

晚	|幾點吃|	：	|在哪吃|		|和誰吃|

主食	主菜	副菜	湯	飲料	其他

我的運動

活動

	分		分

	分		分

運動

	分		分

	分		分

排便

生理期中

生理期後　　　天

心裡偷偷說

減重小常識

利用來做成副菜的菇類、海藻類食材，熱量低且含有大量的食物纖維！每天以此烹調成數道副菜，不僅吃得飽，也不用擔心攝取過多的卡路里。

3rd week

年　月　日 星期　　天氣　　今天體重　　kg

早		幾點吃	：	在哪吃		和誰吃		
主食	主菜	副菜		湯		飲料		其他

中		幾點吃	：	在哪吃		和誰吃		
主食	主菜	副菜		湯		飲料		其他

晚		幾點吃	：	在哪吃		和誰吃		
主食	主菜	副菜		湯		飲料		其他

我的運動

活動

運動

分	分		分	分
分	分		分	分

排便

生理期中

生理期後　　　天

心裡偷偷說

減重小常識　黃豆製成的豆腐，是最佳的植物性蛋白質來源，更是吃素的減重一族不可缺的蛋白質食品。食用豆腐時，以傳統豆腐、嫩豆腐為佳，經過加工或油炸過的油豆腐、豆包等含有過多的油，不適合做減重料理。

3rd week

年　　月　　日 星期　　天氣　　今天體重　　kg

早	幾點吃	：	在哪吃	和誰吃	
主食	主菜	副菜	湯	飲料	其他

中	幾點吃	：	在哪吃	和誰吃	
主食	主菜	副菜	湯	飲料	其他

晚	幾點吃	：	在哪吃	和誰吃	
主食	主菜	副菜	湯	飲料	其他

我的運動

活動

分	分

分	分

運動

分	分

分	分

排便

生理期中

生理期後　　天

· 心裡偷偷說

減重小常識

　餐廳裡美味的咖哩飯實在很誘人，在吃這類有醬料或糊搭配的料理時，可將醬料另外盛在小器皿中，不要全部倒入飯中，適量取用，才不會吃入過多的卡路里。

3rd week

年　　月　　日　星期　　　天氣　　　今天體重　　　kg

計畫第20天

早		幾點吃	：	在哪吃		和誰吃	
主食	主菜	副菜	湯		飲料	其他	

中		幾點吃	：	在哪吃		和誰吃	
主食	主菜	副菜	湯		飲料	其他	

晚		幾點吃	：	在哪吃		和誰吃	
主食	主菜	副菜	湯		飲料	其他	

我的運動

活動

分	分

運動

分	分

活動

分	分

運動

分	分

排便

生理期中

生理期後　　天

心裡偷偷說

減重小常識

用餐時，避免一邊看電視或閱讀報章、雜誌，一邊吃東西。因全身的注意力都在電視畫面或報紙上，不容易覺察出飽足感，而且不知不覺容易吃太多！

3rd week

年　　月　　日　星期　　天氣　　今天體重　　kg

早	|幾點吃|	：	|在哪吃|		|和誰吃|	
主食	主菜	副菜	湯	飲料	其他

中	|幾點吃|	：	|在哪吃|		|和誰吃|	
主食	主菜	副菜	湯	飲料	其他

晚	|幾點吃|	：	|在哪吃|		|和誰吃|	
主食	主菜	副菜	湯	飲料	其他

我的運動

活動

	分		分

	分		分

運動

	分		分

	分		分

排便

生理期中

生理期後　　　天

心裡偷偷說

減重小常識

進餐的順序，在減重計畫中相當重要。建議你先喝湯，然後吃低熱量的副菜，再依序食用主菜和主食。因為食用湯和副菜後已略有飽足感，那麼即使減少主食和主菜的份量，也不會吃不飽。

3rd week

年　　月　　日 星期　　天氣　　今天體重　　kg

早	|幾點吃| :	|在哪吃|	|和誰吃|	
主食	主菜	副菜	湯	飲料	其他

中	|幾點吃| :	|在哪吃|	|和誰吃|	
主食	主菜	副菜	湯	飲料	其他

晚	|幾點吃| :	|在哪吃|	|和誰吃|	
主食	主菜	副菜	湯	飲料	其他

我的運動

活動　　　　　　　　　　　運動

分	分		分	分
分	分		分	分

排便

生理期中

生理期後　　天

心裡偷偷說

減重小常識

人的身體在白天努力消耗脂肪，睡覺時則易堆積脂肪。因此，在運動量較少的夜晚，進食量應該減少，降低攝取的熱量。晚餐應該控制在全天進食量的1/3以下。

美味主菜食譜大公開

肉類、海鮮和黃豆等是提供蛋白質來源的主菜食材，如何烹調成低卡料理呢？
可參照以下的食譜。

菜名	材料	做法
雞肉凍 1人份，150大卡	雞胸肉90公克、洋菜10公克、水300c.c.	1.煮一鍋滾水，放入雞胸肉燙熟，撈出涼後剝除外皮，撕成絲狀。 2.5小匙醬油倒入小碗中，放入肉絲稍浸泡一下。 3.洋菜和300c.c.的水倒入鍋中加熱煮，使洋菜溶解，放入泡好的肉絲，加入鹽調味，等冷後放入冰箱冷藏成凍，食用前取出切成片狀。
可樂滷牛腱 1人份，147大卡	牛腱100公克、蒟蒻片100公克、健怡可樂1罐、薑4片、低鹽醬油3大匙	1.蒟蒻以鹽搓洗，再沖水，重複3次去除腥味。牛腱肉切一口大小。 2.煮一鍋滾水，放入牛腱和蒟蒻汆燙，撈出瀝乾。 3.將蒟蒻、牛腱放入碗中，倒入可樂、薑片和醬油，以微波爐大火微波至熟。
芥末章魚 1人份，102大卡	章魚150公克、海帶芽3公克、調味料（芥末醬1小匙、醬油適量）	1.章魚切片。 2.煮一鍋滾水，放入章魚和海帶芽燙熟，取出瀝乾放入冰水中冰鎮，撈出瀝乾。 3.章魚片和海帶芽放在盤中，食用前，沾取芥末醬油（1小匙芥末醬和少許醬油混合）。
冷豆腐堡 1人份，80大卡	嫩豆腐1/2盒、柴魚片適量、蔥花5公克、白蘿蔔20公克、海苔絲少許、柴魚醬油少許	1.白蘿蔔磨成泥，稍微擠乾水份。 2.豆腐切適當大小後放入盤中，將白蘿蔔泥放在豆腐上，撒上蔥花和柴魚片，淋上少許柴魚醬油，撒上海苔絲。
滷海參 1人份，98大卡	白海參200公克、高麗菜100公克、蔥、薑、蒜和辣椒各少許、水600 c.c.、醬油100c.c.、市售滷包1個	1.海參放入溫水泡開，去腸泥後洗淨，切成適當的段。蒜頭拍碎，蔥和辣椒切段，薑切片。 2.鍋燒熱，倒入1小匙麻油，放入蒜和薑爆香，加入600c.c.的水，續入蔥、辣椒、100c.c.醬油和市售滷包，煮滾後放入海參，以小火滷約20分鐘。 3.高麗菜切絲，鋪在盤中，放入海參和滷汁。

本頁食譜選自朱雀文化出版的《低卡也能飽》、《瘦身食材》及《每日1,000kcal瘦身餐》等書。

4th week

年　　　月　　　日 星期　　　天氣　　　今天體重　　　kg

早		|幾點吃| 　: |在哪吃|	|和誰吃|	
主食	主菜	副菜	湯	飲料	其他

中		|幾點吃| 　: |在哪吃|	|和誰吃|	
主食	主菜	副菜	湯	飲料	其他

晚		|幾點吃| 　: |在哪吃|	|和誰吃|	
主食	主菜	副菜	湯	飲料	其他

我的運動

活動　　　　　　　　　　　　　　　　運動

　　　　分　　　　　分　　　　　　　　　　分　　　　　分

　　　　分　　　　　分　　　　　　　　　　分　　　　　分

排便

生理期中

生理期後　　　天

心裡偷偷說

減重小常識

一天該吃幾餐才好呢？建議一日食用三餐為佳。如果只吃兩餐，兩餐間的間隔時間太長，容易萌生吃零食的念頭。再者，分成三餐較不易囤積脂肪。

4th week

年　　　月　　　日　星期　　　天氣　　　今天體重　　　kg

早	|幾點吃|	：	|在哪吃|		|和誰吃|	

主食	主菜	副菜	湯	飲料	其他

中	|幾點吃|	：	|在哪吃|		|和誰吃|	

主食	主菜	副菜	湯	飲料	其他

晚	|幾點吃|	：	|在哪吃|		|和誰吃|	

主食	主菜	副菜	湯	飲料	其他

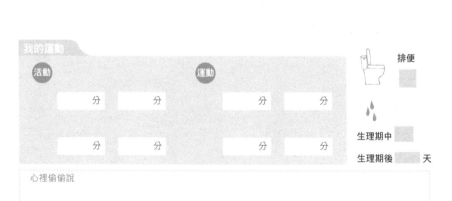

我的運動

活動

　　　分　　　　　分

　　　分　　　　　分

運動

　　　分　　　　　分

　　　分　　　　　分

排便

生理期中

生理期後　　　天

心裡偷偷說

減重小常識

忙碌的上班族是否有過買市售便當回家的經驗？這類便當通常主菜較豐富，副菜量較少，建議你可以在家自己水煮、蒸幾盤蔬菜搭配食用，確保營養均衡。

年　　月　　日　星期　　　天氣　　今天體重　　kg

早	|幾點吃|　：　|在哪吃|　　　|和誰吃|			
主食	主菜	副菜	湯	飲料	其他

中	|幾點吃|　：　|在哪吃|　　　|和誰吃|			
主食	主菜	副菜	湯	飲料	其他

晚	|幾點吃|　：　|在哪吃|　　　|和誰吃|			
主食	主菜	副菜	湯	飲料	其他

我的運動

活動

運動

分　　　分　　　　分　　　分

分　　　分　　　　分　　　分

排便

生理期中

生理期後　　天

心裡偷偷說

減重小常識

頻繁的應酬和外食，容易導致減重計畫破功。當你決定參加這90天的減重計畫時，應減少應酬和外食的次數，短短一個月，相信你一定可以按照計畫實行的。

4th week

年　　月　　日 星期　　天氣　　今天體重　　kg

早	|幾點吃|	：	|在哪吃|		|和誰吃|	
主食	主菜	副菜	湯	飲料	其他

中	|幾點吃|	：	|在哪吃|		|和誰吃|	
主食	主菜	副菜	湯	飲料	其他

晚	|幾點吃|	：	|在哪吃|		|和誰吃|	
主食	主菜	副菜	湯	飲料	其他

我的運動

活動

　　　　分　　　　分

　　　　分　　　　分

運動

　　　　分　　　　分

　　　　分　　　　分

排便

生理期中

生理期後　　天

心裡偷偷說

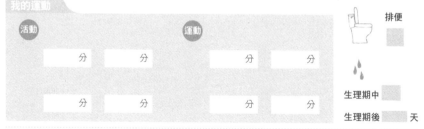

減重小常識　喜歡以麵包當作主食的減重族該怎麼辦呢？為避免攝取過多的熱量，暫時別食用加有鹹、甜餡料的麵包，選擇裸麥麵包、法國麵包、貝果這類雜糧麵包，有飽足感且含豐富的纖維。

4th week

年　月　日 星期　天氣　今天體重　kg

早	|幾點吃|	：	|在哪吃|		|和誰吃|	

主食	主菜	副菜	湯	飲料	其他

中	|幾點吃|	：	|在哪吃|		|和誰吃|	

主食	主菜	副菜	湯	飲料	其他

晚	|幾點吃|	：	|在哪吃|		|和誰吃|	

主食	主菜	副菜	湯	飲料	其他

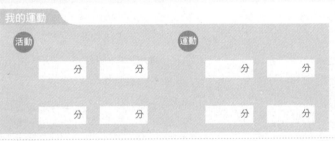

我的運動

活動　分　分　運動　分　分

分　分　分　分

排便

生理期中

生理期後　天

心裡偷偷說

減重小常識

家中儘量勿囤放過多的零食，或只購買小包裝的零食、餅乾，也可暫時先將點心收藏在不易拿到的高處，放在冰箱冷凍保存。

50

4th week

年　　月　　日　星期　　天氣　　今天體重　　kg

早		幾點吃		：		在哪吃			和誰吃		
主食	主菜	副菜	湯	飲料	其他

中		幾點吃		：		在哪吃			和誰吃		
主食	主菜	副菜	湯	飲料	其他

晚		幾點吃		：		在哪吃			和誰吃		
主食	主菜	副菜	湯	飲料	其他

我的運動

活動

　　　分　　　　　分

　　　分　　　　　分

運動

　　　分　　　　　分

　　　分　　　　　分

排便

生理期中

生理期後　　　天

心裡偷偷說

減重小常識

肚子很餓時用餐，每吃入一口食物咀嚼時，可將筷子先放在筷架上，防止人在很餓，大腦還未下達飽足命令時狼吞虎嚥，不小心吃進過多食物。

4th week

計畫第 29 天

年　　月　　日 星期　　天氣　　今天體重　　kg

早	|幾點吃|	:	|在哪吃|		|和誰吃|	
主食	主菜	副菜	湯	飲料	其他

中	|幾點吃|	:	|在哪吃|		|和誰吃|	
主食	主菜	副菜	湯	飲料	其他

晚	|幾點吃|	:	|在哪吃|		|和誰吃|	
主食	主菜	副菜	湯	飲料	其他

我的運動

活動

　　　　分　　　　分

　　　　分　　　　分

運動

　　　　分　　　　分

　　　　分　　　　分

排便

生理期中

生理期後　　天

心裡偷偷說

減重小常識

夜間活動量較低,所以,晚餐必須在睡前3小時食用完畢,睡前儘量不再吃東西。

美味副菜食譜大公開

副菜是指利用蔬菜類、菌類（菇類）、海藻類和黃豆以外的豆類等食材烹調的料理，可從中攝取到各類維生素、礦物質，以及重要的食物纖維。可參照以下的食譜做出美味料理。

菜名	材料	做法
蒜拌毛豆 1人份，82大卡	毛豆仁50公克、大蒜2個、紅辣椒1根、水600c.c.、調味料（黑胡椒粒1小匙、鹽少許）	1.大蒜去皮切末，紅辣椒切碎。 2.煮一鍋600c.c.的滾水，放入毛豆煮約3分鐘，撈起瀝乾放涼。 3.毛豆放入容器中，加入黑胡椒粒和鹽、大蒜末、辣椒末拌勻，放約1小時即可食用。
豆腐乳空心菜 1人份，147大卡	空心菜200公克、紅辣椒少許、麻油辣豆腐乳1大匙	1.紅辣椒切絲，空心菜洗淨後切段。 2.煮一鍋滾水，放入空心菜後汆燙，撈出瀝乾，放入盤中，淋上麻油辣豆腐乳，撒上紅辣椒絲。
芝麻杏鮑菇 1人份，102大卡	杏鮑菇200公克、芝麻1小匙、調味料（低鹽醬油1大匙、胡椒粉少許）	1.杏鮑菇洗淨切片，與醬油、胡椒粉拌勻。 2.將芝麻撒在錫箔紙上，放入做法1.包起來，放入烤箱，以170℃烤約5分鐘。
枸杞菠菜 1人份，50大卡	菠菜200公克、枸杞3公克、蠔油適量	1.菠菜洗淨。煮一鍋滾水，放入菠菜後汆燙，撈出放入冷開水中泡一下，瀝乾。 2.菠菜切成適當的長度，放入盤中。 3.枸杞放入熱水中泡一下，撈出瀝乾水分，撒在菠菜上，淋上適量的蠔油。
銀芽海帶絲 1人份，55大卡	海帶絲100公克、綠豆芽100公克、紅辣椒10公克、蒜末1大匙、調味料（烏醋1大匙、鹽1小匙）	1.海帶絲洗淨後切段，和綠豆芽分別放入滾水中汆燙，撈出瀝乾。 2.海帶絲和綠豆芽裝入盤中。紅辣椒切絲。 3.蒜末、烏醋和鹽倒入碗中拌勻，加入紅辣椒絲，淋在做法2.上面。
話梅甜椒 1人份，72大卡	紅黃甜椒共200公克、無籽冰心話梅10公克、冷開水30c.c.	1.話梅切開，放入30c.c.的冷開水中稍微泡一下。 2.甜椒刮除籽後切成適當大小。 3.煮一鍋滾水，放入甜椒汆燙，撈起瀝乾，淋上話梅汁一起食用！

本頁食譜選自朱雀文化出版的《低卡也能飽》、《瘦身食材》及《每日1,000kcal瘦身餐》等書。

5th week

計畫第 30 天

年　　月　　日　星期　　天氣　　今天體重　　kg

早	|幾點吃|	：	|在哪吃|		|和誰吃|	
主食	主菜	副菜	湯	飲料	其他

中	|幾點吃|	：	|在哪吃|		|和誰吃|	
主食	主菜	副菜	湯	飲料	其他

晚	|幾點吃|	：	|在哪吃|		|和誰吃|	
主食	主菜	副菜	湯	飲料	其他

我的運動

活動　　　　　　　　　　　運動

分	分		分	分
分	分		分	分

排便

生理期中

生理期後　　天

心裡偷偷說

減重小常識
決定參加減重計畫時，別忘了告訴身旁的朋友、同事，減少這段時間聚餐的邀約，並且趁機尋找志同道合的減重伙伴。

5th week

年　　月　　日　星期　　天氣　　今天體重　　kg

早		幾點吃	:	在哪吃		和誰吃	
主食	主菜		副菜		湯	飲料	其他

中		幾點吃	:	在哪吃		和誰吃	
主食	主菜		副菜		湯	飲料	其他

晚		幾點吃	:	在哪吃		和誰吃	
主食	主菜		副菜		湯	飲料	其他

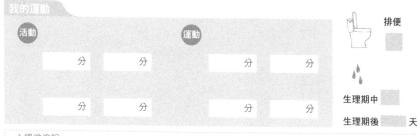

我的運動

活動　　　　　　　　　　　　　運動

　　　　分　　　　分　　　　　　　　分　　　　分

　　　　分　　　　分　　　　　　　　分　　　　分

排便

生理期中

生理期後　　　天

心裡偷偷說

減重小常識

生菜沙拉、涼拌蔬菜是很健康的蔬菜烹調方法，但對不習慣吃較生冷菜餚的人，或者吃了容易造成胃不舒服的人，建議可煮成蔬菜湯，熱熱食用不減美味。

5th week

年　月　日 星期　　天氣　　今天體重　　kg

早		幾點吃	：	在哪吃		和誰吃	
主食	主菜	副菜		湯	飲料	其他

中		幾點吃	：	在哪吃		和誰吃	
主食	主菜	副菜		湯	飲料	其他

晚		幾點吃	：	在哪吃		和誰吃	
主食	主菜	副菜		湯	飲料	其他

我的運動

活動

	分		分

	分		分

運動

	分		分

	分		分

排便

生理期中

生理期後　　天

心裡偷偷說

減重小常識　避免選擇過度精緻化的食物，因為這類食物較不需咀嚼。咀嚼可以刺激大腦，幫助集中注意力，防止下顎關節萎縮。所以，建議多選擇豆類、蔬菜、五穀雜糧這些含高纖維，需多咀嚼的食物。

5th week

年　　月　　日　星期　　天氣　　今天體重　　kg

早	|幾點吃|	：	|在哪吃|		|和誰吃|	
主食	主菜	副菜	湯	飲料	其他

中	|幾點吃|	：	|在哪吃|		|和誰吃|	
主食	主菜	副菜	湯	飲料	其他

晚	|幾點吃|	：	|在哪吃|		|和誰吃|	
主食	主菜	副菜	湯	飲料	其他

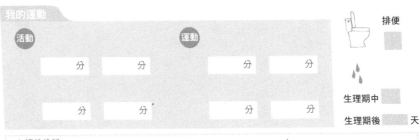

我的運動

活動

　　分　　　　分

　　分　　　　分

運動

　　分　　　　分

　　分　　　　分

排便

生理期中

生理期後　　　天

心裡偷偷說

減重小常識　副菜可幫助我們攝取多種維生素、礦物質和纖維，但要記得每天的蔬菜量要豐富，不要只單吃某一樣喜歡的。例如：已有一盤青江菜、花椰菜，可再搭配一盤黃豆芽，就能吃到更多營養。

5th week

年　　月　　日　星期　　天氣　　今天體重　　kg

早	|幾點吃|	： |在哪吃|		|和誰吃|		
主食	主菜	副菜	湯	飲料	其他

中	|幾點吃|	： |在哪吃|		|和誰吃|		
主食	主菜	副菜	湯	飲料	其他

晚	|幾點吃|	： |在哪吃|		|和誰吃|		
主食	主菜	副菜	湯	飲料	其他

我的運動

活動　　　　　　　　　　　　　　運動

　　　　分　　　　分　　　　　　　　分　　　　分

　　　　分　　　　分　　　　　　　　分　　　　分

排便

生理期中

生理期後　　天

心裡偷偷說

減重小常識　三餐中若有一餐吃外食，因外食便當等通常以肉類、海鮮類為主，缺乏蔬菜、豆類，所以如果你今天有一餐在外面吃便當，建議其他餐以蔬菜、菇類等取代，較能達到營養均衡。

5th week

年　　月　　日　星期　　天氣　　今天體重　　kg

早	|幾點吃|	：	|在哪吃|		|和誰吃|	
主食	主菜	副菜	湯	飲料	其他

中	|幾點吃|	：	|在哪吃|		|和誰吃|	
主食	主菜	副菜	湯	飲料	其他

晚	|幾點吃|	：	|在哪吃|		|和誰吃|	
主食	主菜	副菜	湯	飲料	其他

我的運動

活動		運動	
分	分	分	分
分	分	分	分

排便

生理期中

生理期後　　天

心裡偷偷說

減重小常識

　　喜歡吃蔬菜湯的人，建議不要烹煮太久，以免將食材的營養素破壞掉，最佳的烹煮時間是15～20分鐘，絕對不能超過30分鐘。

5th week

年　　月　　日　星期　　天氣　　今天體重　　kg

早	|幾點吃| ： |在哪吃|	|和誰吃|	
主食	主菜	副菜	湯	飲料	其他

中	|幾點吃| ： |在哪吃|	|和誰吃|	
主食	主菜	副菜	湯	飲料	其他

晚	|幾點吃| ： |在哪吃|	|和誰吃|	
主食	主菜	副菜	湯	飲料	其他

我的運動

活動　　　　　　　　　　　　　運動

	分		分			分		分

	分		分			分		分

排便

生理期中

生理期後　　天

心裡偷偷說

減重小常識

女性生理期時，可食用牛肉、蕃薯葉（地瓜葉）、紅鳳菜、木耳、毛豆和海帶等食材烹煮的料理，可適時補充鐵質，避免貧血。

年　　月　　日 星期　　天氣　　今天體重　　kg

早	|幾點吃|	：	|在哪吃|		|和誰吃|
主食	主菜	副菜	湯	飲料	其他

中	|幾點吃|	：	|在哪吃|		|和誰吃|
主食	主菜	副菜	湯	飲料	其他

晚	|幾點吃|	：	|在哪吃|		|和誰吃|
主食	主菜	副菜	湯	飲料	其他

我的運動

活動

	分		分

	分		分

運動

	分		分

	分		分

排便

生理期中

生理期後　　天

心裡偷偷說

減重小常識

香菇這類黑色蔬菜含有豐富的維生素B群、多醣體，海帶和木耳也含有鈣、膠質，除了是有益於減重的低熱量食材，更被證實具有防癌功效。

6th week

年　　月　　日　星期　　天氣　　今天體重　　kg

早	|幾點吃|	：	|在哪吃|		|和誰吃|	
主食	主菜	副菜	湯	飲料	其他

中	|幾點吃|	：	|在哪吃|		|和誰吃|	
主食	主菜	副菜	湯	飲料	其他

晚	|幾點吃|	：	|在哪吃|		|和誰吃|	
主食	主菜	副菜	湯	飲料	其他

我的運動

活動　　　　分　　　　分　　運動　　　　分　　　　分

　　　　分　　　　分　　　　　　分　　　　分

排便

生理期中

生理期後　　天

心裡偷偷說

減重小常識

別小看只是走一小段路消耗的熱量喔！上班或上學途中，若僅有1～2公里的路程，走路10分鐘約可消耗30大卡，搭公車只消耗了18卡。

年　　月　　日　星期　　天氣　　今天體重　　kg

早	|幾點吃|	：	|在哪吃|		|和誰吃|	
主食	主菜	副菜	湯	飲料	其他

中	|幾點吃|	：	|在哪吃|		|和誰吃|	
主食	主菜	副菜	湯	飲料	其他

晚	|幾點吃|	：	|在哪吃|		|和誰吃|	
主食	主菜	副菜	湯	飲料	其他

我的運動

活動

　　　分　　　　　分

　　　分　　　　　分

運動

　　　分　　　　　分

　　　分　　　　　分

排便

生理期中

生理期後　　天

心裡偷偷說

減重小常識

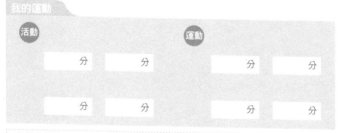

上班族午餐後都有一段午休時間，建議你可以到附近公園散步，這時散步20分鐘，大概可以消耗掉45大卡喔！而且還有助於午餐食物的消化。

6th week

年　　月　　日 星期　　天氣　　今天體重　　kg

早	|幾點吃|	：	|在哪吃|		|和誰吃|	
主食	主菜	副菜	湯	飲料	其他

中	|幾點吃|	：	|在哪吃|		|和誰吃|	
主食	主菜	副菜	湯	飲料	其他

晚	|幾點吃|	：	|在哪吃|		|和誰吃|	
主食	主菜	副菜	湯	飲料	其他

我的運動

活動

分	分
分	分

運動

分	分
分	分

排便　　

生理期中　　

生理期後　　　天

心裡偷偷說

減重小常識　游泳是全身性的運動，也是消耗熱量最佳的運動之一，其中相同時間熱量的消耗：
蝶式＞自由式＞蛙式＞仰式＞水中漫步。

6th week

早	|幾點吃|	：	|在哪吃|		|和誰吃|	
主食	主菜	副菜	湯	飲料	其他

中	|幾點吃|	：	|在哪吃|		|和誰吃|	
主食	主菜	副菜	湯	飲料	其他

晚	|幾點吃|	：	|在哪吃|		|和誰吃|	
主食	主菜	副菜	湯	飲料	其他

我的運動

活動

　　　　分　　　　分

　　　　分　　　　分

運動

　　　　分　　　　分

　　　　分　　　　分

排便

生理期中

生理期後　　　天

心裡偷偷說

減重小常識　　便秘易使減重效果不彰，而未攝取足夠的食物纖維，是導致便秘的最大原因。建議在飲食中，多食用一些高纖維的蔬果，像香菇、菠菜、牛蒡、毛豆和奇異果、火龍果、草莓等。

6th week

計畫第 42 天

年　月　日　星期　　天氣　　今天體重　　kg

早	|幾點吃|	：	|在哪吃|		|和誰吃|	
主食	主菜	副菜	湯	飲料	其他

中	|幾點吃|	：	|在哪吃|		|和誰吃|	
主食	主菜	副菜	湯	飲料	其他

晚	|幾點吃|	：	|在哪吃|		|和誰吃|	
主食	主菜	副菜	湯	飲料	其他

我的運動

活動

	分		分
	分		分

運動

	分		分
	分		分

排便

生理期中

生理期後　　天

心裡偷偷說

減重小常識

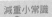

湯麵是許多人喜愛的主食，尤其是麵店賣的，殊不知其中加入許多調味料，使熱量全都在那碗湯上。所以，建議不要將湯喝完，淺嚐即可。

6th week

年　　月　　日 星期　　天氣　　今天體重　　kg

早	|幾點吃|	:	|在哪吃|		|和誰吃|	
主食	主菜	副菜	湯	飲料	其他

中	|幾點吃|	:	|在哪吃|		|和誰吃|	
主食	主菜	副菜	湯	飲料	其他

晚	|幾點吃|	:	|在哪吃|		|和誰吃|	
主食	主菜	副菜	湯	飲料	其他

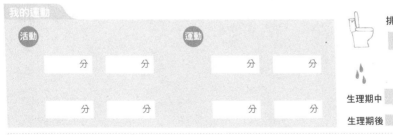

我的運動

活動　　　　　　　　　　　運動

　　　　　分　　　　分　　　　　　　　分　　　　分

　　　　　分　　　　分　　　　　　　　分　　　　分

排便

生理期中

生理期後　　　天

心裡偷偷說

減重小常識

豆腐不僅含有極高的植物性蛋白質,而且熱量極低,是減重期間的推薦食材,傳統豆腐、木棉豆腐、嫩豆腐、絹豆腐等,涼拌、煮湯都能使其散發食材的美味。

7th week

年　　月　　日 星期　　天氣　　今天體重　　kg

早	|幾點吃|	:	|在哪吃|		|和誰吃|	
主食	主菜	副菜	湯	飲料	其他

中	|幾點吃|	:	|在哪吃|		|和誰吃|	
主食	主菜	副菜	湯	飲料	其他

晚	|幾點吃|	:	|在哪吃|		|和誰吃|	
主食	主菜	副菜	湯	飲料	其他

我的運動

活動　　　　　　　　　　運動

分　　　分　　　　　分　　　分

分　　　分　　　　　分　　　分

排便

生理期中

生理期後　　天

心裡偷偷說

減重小常識

芝麻、花生和瓜子等，都算是油脂類，每一份就有45大卡的熱量（10顆花生就是1份喔！），需注意每天的食用量，切勿邊看電視邊當零食吃，或者當作下酒菜。

7th week

年　月　日 星期　　天氣　　今天體重　　kg

早	|幾點吃|	：	|在哪吃|		|和誰吃|	
主食	主菜	副菜	湯	飲料	其他

中	|幾點吃|	：	|在哪吃|		|和誰吃|	
主食	主菜	副菜	湯	飲料	其他

晚	|幾點吃|	：	|在哪吃|		|和誰吃|	
主食	主菜	副菜	湯	飲料	其他

我的運動

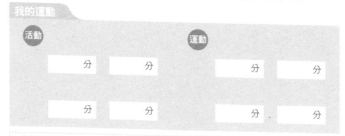

活動

_____ 分　_____ 分

_____ 分　_____ 分

運動

_____ 分　_____ 分

_____ 分　_____ 分

排便

生理期中

生理期後　_____ 天

心裡偷偷說

減重小常識

減重期間，人體內的瘦肌肉也容易流失，建議在這段時間要多補充蛋白質，像海鮮、豆腐和黃豆等等，都能提供足夠的蛋白質，可補充體內的瘦肌肉組織。

7th week

年　　月　　日　星期　　天氣　　今天體重　　kg

早		幾點吃	：	在哪吃		和誰吃	
主食	主菜	副菜		湯		飲料	其他

中		幾點吃	：	在哪吃		和誰吃	
主食	主菜	副菜		湯		飲料	其他

晚		幾點吃	：	在哪吃		和誰吃	
主食	主菜	副菜		湯		飲料	其他

我的運動

活動

分	分
分	分

運動

分	分
分	分

排便

生理期中

生理期後　　天

心裡偷偷說

減重小常識

喜歡吃煎蛋的人，因炒鍋吸油率較高，不妨改用不沾鍋來烹調，減少吸油量，還能煎出漂亮的蛋。

7th week

年　　月　　日　星期　　　天氣　　　今天體重　　　kg

早	|幾點吃|	：	|在哪吃|		|和誰吃|	
主食	主菜	副菜	湯	飲料	其他

中	|幾點吃|	：	|在哪吃|		|和誰吃|	
主食	主菜	副菜	湯	飲料	其他

晚	|幾點吃|	：	|在哪吃|		|和誰吃|	
主食	主菜	副菜	湯	飲料	其他

我的運動

活動

分	分
分	分

運動

分	分
分	分

排便

生理期中

生理期後　　　天

心裡偷偷說

減重小常識

柴魚、海帶和辣椒、大蒜、蔥花等，可用來增加料理的風味，通常用量較少，不會造成過多的熱量負擔，可以取代熱量較高的市售調味醬。

7th week

年　　月　　日　星期　　天氣　　今天體重　　kg

早

|幾點吃|　：　|在哪吃|　　　|和誰吃|

主食	主菜	副菜	湯	飲料	其他

中

|幾點吃|　：　|在哪吃|　　　|和誰吃|

主食	主菜	副菜	湯	飲料	其他

晚

|幾點吃|　：　|在哪吃|　　　|和誰吃|

主食	主菜	副菜	湯	飲料	其他

我的運動

活動

	分		分
	分		分

運動

	分		分
	分		分

排便

生理期中

生理期後　　天

心裡偷偷說

減重小常識

蒟蒻、果膠、洋菜和愛玉等含有很高的膳食纖維，而且幾乎不含熱量，食用後有飽足感，是不錯的減重食材。

7th week

年　　月　　日 星期　　天氣　　今天體重　　kg

早	|幾點吃|	：	|在哪吃|		|和誰吃|	

主食	主菜	副菜	湯	飲料	其他

中	|幾點吃|	：	|在哪吃|		|和誰吃|	

主食	主菜	副菜	湯	飲料	其他

晚	|幾點吃|	：	|在哪吃|		|和誰吃|	

主食	主菜	副菜	湯	飲料	其他

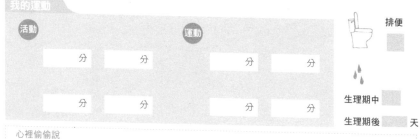

我的運動

活動　　　　　　　　　　　　　運動

|　　分　|　　分　|　|　　分　|　　分　|

|　　分　|　　分　|　|　　分　|　　分　|

排便

生理期中

生理期後　　天

心裡偷偷說

減重小常識

在減重期間，一般醃漬的食品千萬不要碰！因為這類食品都添加過多的鹽和調味料，熱量相對較高，而且食用後對身體健康無益。

7th week

年　　月　　日 星期　　天氣　　今天體重　　kg

早		幾點吃	：	在哪吃		和誰吃		
主食	主菜	副菜	湯	飲料	其他

中		幾點吃	：	在哪吃		和誰吃		
主食	主菜	副菜	湯	飲料	其他

晚		幾點吃	：	在哪吃		和誰吃		
主食	主菜	副菜	湯	飲料	其他

我的運動

活動

	分		分

	分		分

運動

	分		分

	分		分

排便

生理期中

生理期後　　天

心裡偷偷說

減重小常識

💗 中式菜餚中的糖醋醬汁，或某些料理會需要加入糖，這時可利用熱量較低的代糖來取代。

8th week

年　　月　　日 星期　　天氣　　今天體重　　kg

早		幾點吃	：	在哪吃		和誰吃	
主食	主菜	副菜	湯		飲料	其他

中		幾點吃	：	在哪吃		和誰吃	
主食	主菜	副菜	湯		飲料	其他

晚		幾點吃	：	在哪吃		和誰吃	
主食	主菜	副菜	湯		飲料	其他

我的運動

活動		運動	
分	分	分	分
分	分	分	分

排便

生理期中

生理期後　　　天

心裡偷偷說

減重小常識

烹調中式菜餚時，儘量不要勾芡，否則必須加入太白粉的熱量計算，1小匙太白粉約 20大卡，對減重的人來說，稍微高了些。

8th week

年　　月　　日 星期　　天氣　　今天體重　　kg

早
	|幾點吃| : |在哪吃|	|和誰吃|
主食	主菜	副菜	湯	飲料	其他

中
	|幾點吃| : |在哪吃|	|和誰吃|
主食	主菜	副菜	湯	飲料	其他

晚
	|幾點吃| : |在哪吃|	|和誰吃|
主食	主菜	副菜	湯	飲料	其他

我的運動

活動

	分		分
	分		分

運動

	分		分
	分		分

排便

生理期中

生理期後　　天

心裡偷偷說

減重小常識

💚 選擇飯後的食用水果，以含大量水分、高纖維和體積大的為佳，像火龍果、芭樂、奇異果和蘋果等，都是低熱量的選擇。

8th week

年　　月　　日 星期　　天氣　　今天體重　　kg

早		幾點吃	：	在哪吃		和誰吃	

主食	主菜	副菜	湯	飲料	其他

中		幾點吃	：	在哪吃		和誰吃	

主食	主菜	副菜	湯	飲料	其他

晚		幾點吃	：	在哪吃		和誰吃	

主食	主菜	副菜	湯	飲料	其他

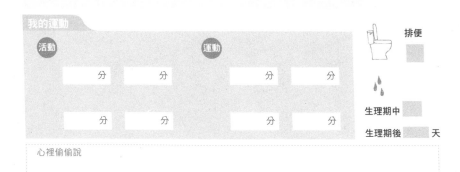

我的運動

活動　　　　　　　　　　　運動

　　　　分　　　　分　　　　　　　分　　　　分

　　　　分　　　　分　　　　　　　分　　　　分

排便

生理期中

生理期後　　　　天

心裡偷偷說

減重小常識

♥ 1公克的酒，約含4大卡的熱量，算是相當高，建議應酬時千萬不要乾杯，淺嘗即可，啤酒一星期喝一罐，解解饞。

8th week

年　月　日　星期　　天氣　　今天體重　　kg

早		幾點吃	：	在哪吃		和誰吃	
主食	主菜	副菜	湯	飲料	其他

中		幾點吃	：	在哪吃		和誰吃	
主食	主菜	副菜	湯	飲料	其他

晚		幾點吃	：	在哪吃		和誰吃	
主食	主菜	副菜	湯	飲料	其他

我的運動

活動

　　分　　　　分

　　分　　　　分

運動

　　分　　　　分

　　分　　　　分

排便

生理期中

生理期後　　天

心裡偷偷說

減重小常識

減重時期的三餐儘量自己做，一來可選擇營養的食材，二來能減少過多的調味料和化學添加品，才能精確的掌握食物的熱量。

8th week

年　　月　　日 星期　　天氣　　今天體重　　kg

早	|幾點吃|	：	|在哪吃|		|和誰吃|	
主食	主菜	副菜	湯	飲料	其他

中	|幾點吃|	：	|在哪吃|		|和誰吃|	
主食	主菜	副菜	湯	飲料	其他

晚	|幾點吃|	：	|在哪吃|		|和誰吃|	
主食	主菜	副菜	湯	飲料	其他

我的運動

活動			運動	
分	分		分	分
分	分		分	分

排便

生理期中

生理期後　　天

心裡偷偷說

減重小常識

許多人的下半身和手臂較肥胖，可利用瓷湯匙由四肢外側往心臟方向，向內側輕輕地刮或以手稍微按捏，不可用力刮到紅腫，這樣可幫助下半身和手臂變瘦。

8th week

計畫第 56 天

年　　月　　日 星期　　天氣　　今天體重　　kg

早	|幾點吃|	：	|在哪吃|		|和誰吃|	
主食	主菜	副菜	湯		飲料	其他

中	|幾點吃|	：	|在哪吃|		|和誰吃|	
主食	主菜	副菜	湯		飲料	其他

晚	|幾點吃|	：	|在哪吃|		|和誰吃|	
主食	主菜	副菜	湯		飲料	其他

我的運動

活動

　　分　　　　分

　　分　　　　分

運動

　　分　　　　分

　　分　　　　分

排便

生理期中

生理期後　　天

心裡偷偷說

減重小常識

除了測量體重外，你可以每天測量腰圍，因為腰圍是最快反映減下體脂肪的指標，能夠清楚知道是否成功甩掉肥肉。

早		幾點吃	：	在哪吃		和誰吃	
主食	主菜	副菜	湯	飲料	其他

中		幾點吃	：	在哪吃		和誰吃	
主食	主菜	副菜	湯	飲料	其他

晚		幾點吃	：	在哪吃		和誰吃	
主食	主菜	副菜	湯	飲料	其他

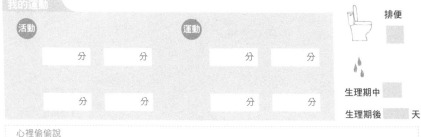

我的運動

活動　　　　　分　　　　分　　　　運動　　　　分　　　　分

排便

生理期中

　　　　　分　　　　分　　　　　　　　分　　　　分

生理期後　　　天

心裡偷偷說

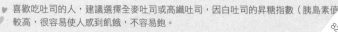

減重小常識

● 喜歡吃吐司的人，建議選擇全麥吐司或高纖吐司，因白吐司的昇糖指數（胰島素值）較高，很容易使人感到飢餓，不容易飽。

9th week

年　　月　　日　星期　　天氣　　今天體重　　kg

早	|幾點吃| ： |在哪吃|	|和誰吃|	
主食	主菜	副菜	湯	飲料	其他

中	|幾點吃| ： |在哪吃|	|和誰吃|	
主食	主菜	副菜	湯	飲料	其他

晚	|幾點吃| ： |在哪吃|	|和誰吃|	
主食	主菜	副菜	湯	飲料	其他

我的運動

活動

分　　　分

分　　　分

運動

分　　　分

分　　　分

排便

生理期中

生理期後　　天

心裡偷偷說

減重小常識

豬肉依部位所含的飽和脂肪酸相差很大，其中內臟部分的飽和脂肪酸含量最高，減重族最好不要食用，可改吃豬前後腿肉、豬腱肉、豬頰肉等飽和脂肪酸含量低的部位。

9th week

年　　月　　日 星期　　天氣　　今天體重　　kg

早	幾點吃｜ ： ｜在哪吃｜		｜和誰吃｜		
主食	主菜	副菜	湯	飲料	其他

中	幾點吃｜ ： ｜在哪吃｜		｜和誰吃｜		
主食	主菜	副菜	湯	飲料	其他

晚	幾點吃｜ ： ｜在哪吃｜		｜和誰吃｜		
主食	主菜	副菜	湯	飲料	其他

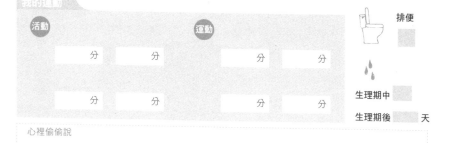

我的運動

活動　　　　　　　　　　　　運動

　　　　分　　　　分　　　　　　　分　　　　分

　　　　分　　　　分　　　　　　　分　　　　分

排便

生理期中

生理期後　　　天

心裡偷偷說

減重小常識

海鮮類中的海參，和蔬菜一樣低熱量，含有豐富的蛋白質，而且它不含膽固醇，對於想減重又懼怕高膽固醇的人，是極佳的食材。另含豐富的碘，可增強熱量代謝，有助於減重。

9th week

年　　月　　日　星期　　　天氣　　　今天體重　　　kg

早	|幾點吃| ： |在哪吃|	|和誰吃|	
主食	主菜	副菜	湯	飲料	其他

中	|幾點吃| ： |在哪吃|	|和誰吃|	
主食	主菜	副菜	湯	飲料	其他

晚	|幾點吃| ： |在哪吃|	|和誰吃|	
主食	主菜	副菜	湯	飲料	其他

我的運動

活動　　　　　　　　　　　　運動

　　分　　　　分　　　　　　　分　　　　分

　　分　　　　分　　　　　　　分　　　　分

排便

生理期中

生理期後　　天

心裡偷偷說

減重小常識　夏天不開冷氣讓身體多流汗有助於減重嗎？其實流汗與消耗熱量是兩碼子事。流汗只是減掉水分，即使當時體重降低，但因人體必須維持一定量的水分才能運作，喝了水之後體重就會回復。

9th week

年　　月　　日　星期　　天氣　　今天體重　　kg

早		幾點吃	：	在哪吃		和誰吃	
主食	主菜	副菜		湯		飲料	其他

中		幾點吃	：	在哪吃		和誰吃	
主食	主菜	副菜		湯		飲料	其他

晚		幾點吃	：	在哪吃		和誰吃	
主食	主菜	副菜		湯		飲料	其他

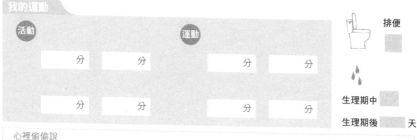

我的運動

活動　　　　　　　　　　　　　　運動

　　　分　　　　　分　　　　　　　　分　　　　　分

　　　分　　　　　分　　　　　　　　分　　　　　分

排便

生理期中

生理期後　　　天

心裡偷偷說

減重小常識

減重時期公司下午茶點心如何拒絕？除了「牙齒痛不舒服」、「今天吃得太飽了」之外，稍微吃一點不要吃完，先存放晚點再吃，或者邊吃邊聊天，控制吃得量和時間。

9th week

年　　月　　日 星期　　天氣　　今天體重　　kg

早		幾點吃	：	在哪吃		和誰吃	
主食	主菜	副菜	湯	飲料	其他

中		幾點吃	：	在哪吃		和誰吃	
主食	主菜	副菜	湯	飲料	其他

晚		幾點吃	：	在哪吃		和誰吃	
主食	主菜	副菜	湯	飲料	其他

我的運動

活動　　　　　　　　　　　　　　運動

　　　分　　　　分　　　　　　　　分　　　　分

　　　分　　　　分　　　　　　　　分　　　　分

排便

生理期中

生理期後　　　天

心裡偷偷說

減重小常識

💗 減重肚子餓難耐時，可以試著嚼嚼口香糖，不過在食用前，先閱讀包裝紙上的成分說明，挑選熱量低的。對某些人來說，嚼口香糖還有安定情緒的效果。

9th week

年　　月　　日 星期　　　天氣　　　今天體重　　　kg

早	|幾點吃|	：	|在哪吃|		|和誰吃|	
主食	主菜	副菜	湯	飲料	其他

中	|幾點吃|	：	|在哪吃|		|和誰吃|	
主食	主菜	副菜	湯	飲料	其他

晚	|幾點吃|	：	|在哪吃|		|和誰吃|	
主食	主菜	副菜	湯	飲料	其他

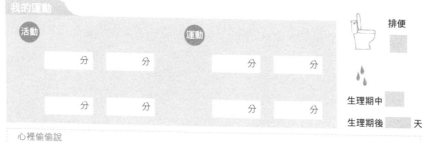

我的運動

活動

| | 分 | | 分 |
| | 分 | | 分 |

運動

| | 分 | | 分 |
| | 分 | | 分 |

排便

生理期中

生理期後　　　天

心裡偷偷說

減重小常識

　減重期間，像大賣場或超市購物這類單次無法購買少量的商店，儘量避免前往。至於超商也有衝動購物的可能，建議只帶足夠的錢，而且購買前仍需注意商品的熱量。

計畫第 64 天

9th week

年　　月　　日　星期　　天氣　　今天體重　　kg

早	幾點吃	：	在哪吃		和誰吃	
主食	主菜	副菜	湯	飲料	其他

中	幾點吃	：	在哪吃		和誰吃	
主食	主菜	副菜	湯	飲料	其他

晚	幾點吃	：	在哪吃		和誰吃	
主食	主菜	副菜	湯	飲料	其他

我的運動

活動　　　　　分　　　　分　　　　運動　　　　　分　　　　分

　　　　　　　分　　　　分　　　　　　　　　　　分　　　　分

排便

生理期中

生理期後　　　天

心裡偷偷說

減重小常識

加班很晚回家（晚間11點以後）肚子餓時，建議食物以1.溫熱的食物，像熱湯、蔬菜粥2.含油量較少的水煮料理3.營養價值較高的食物，像起司、優格和水果等為原則。

10th week

年　　月　　日 星期　　天氣　　今天體重　　kg

早	|幾點吃|	：	|在哪吃|		|和誰吃|	
主食	主菜	副菜	湯	飲料	其他

中	|幾點吃|	：	|在哪吃|		|和誰吃|	
主食	主菜	副菜	湯	飲料	其他

晚	|幾點吃|	：	|在哪吃|		|和誰吃|	
主食	主菜	副菜	湯	飲料	其他

我的運動

活動

|　　分|　　分|

|　　分|　　分|

運動

|　　分|　　分|

|　　分|　　分|

排便

生理期中

生理期後　　天

心裡偷偷說

減重小常識

♥ 雖然說夜間脂肪比較容易堆積，不利減重，但對於不得不在晚上工作的人而言，只要謹記控制一天的熱量，還是可以慢慢達到減重的目的。

10th week

年　　月　　日 星期　　　天氣　　今天體重　　kg

早		幾點吃	：	在哪吃		和誰吃	
主食	主菜	副菜	湯		飲料	其他	

中		幾點吃	：	在哪吃		和誰吃	
主食	主菜	副菜	湯		飲料	其他	

晚		幾點吃	：	在哪吃		和誰吃	
主食	主菜	副菜	湯		飲料	其他	

我的運動

活動

運動

　　　　分　　　　分　　　　　　　分　　　　分

　　　　分　　　　分　　　　　　　分　　　　分

排便

生理期中

生理期後　　　　天

心裡偷偷說

減重小常識

減重期間如果便秘，會使效果大打折扣。建議這段時間要多食用含有大量水分以及食物纖維的食物，例如：牛蒡、昆布、海帶、香菇、蒟蒻等食材。

MY DIET DIARY WITHIN 90 DAYS

年　　月　　日　星期　　　天氣　　　今天體重　　　kg

計畫第 67 天

早		幾點吃	：	在哪吃		和誰吃	
主食	主菜		副菜		湯	飲料	其他

中		幾點吃	：	在哪吃		和誰吃	
主食	主菜		副菜		湯	飲料	其他

晚		幾點吃	：	在哪吃		和誰吃	
主食	主菜		副菜		湯	飲料	其他

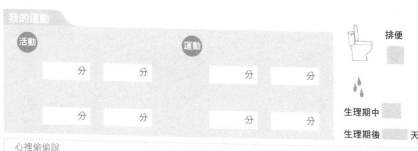

我的運動

活動　　　　　　　　　　　　　運動

　　　分　　　　　分　　　　　　　　　分　　　　　分

　　　分　　　　　分　　　　　　　　　分　　　　　分

排便

生理期中

生理期後　　　天

心裡偷偷說

減重小常識

除了正確的飲食習慣、食用高營養低熱量的食物，減重成功需要足夠的運動量。相較於有些人花大錢上健身房、到美容院推脂，最經濟的方法還包括了慢跑、騎自行車、跳繩等運動。

10th week

年　　月　　日 星期　　天氣　　今天體重　　kg

早	|幾點吃|	：	|在哪吃|		|和誰吃|	
主食	主菜	副菜	湯	飲料	其他

中	|幾點吃|	：	|在哪吃|		|和誰吃|	
主食	主菜	副菜	湯	飲料	其他

晚	|幾點吃|	：	|在哪吃|		|和誰吃|	
主食	主菜	副菜	湯	飲料	其他

我的運動

活動				運動			
	分		分		分		分
	分		分		分		分

排便

生理期中

生理期後　　　天

心裡偷偷說

減重小常識

家中有飼養狗的讀者們，千萬別小看每天遛狗的歡樂時間，這不僅可以陪伴狗狗，走路更是幫助你消耗熱量的最佳運動之一。

10th week

年　　月　　日　星期　　天氣　　今天體重　　kg

早	|幾點吃|	：	|在哪吃|		|和誰吃|	
主食	主菜	副菜	湯	飲料	其他

中	|幾點吃|	：	|在哪吃|		|和誰吃|	
主食	主菜	副菜	湯	飲料	其他

晚	|幾點吃|	：	|在哪吃|		|和誰吃|	
主食	主菜	副菜	湯	飲料	其他

我的運動

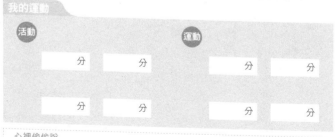

活動

　　　分　　　　　分

　　　分　　　　　分

運動

　　　分　　　　　分

　　　分　　　　　分

排便

生理期中

生理期後　　　天

心裡偷偷說

減重小常識

飲食上應選用哪一種油對身體較無負擔？比起大家常用的沙拉油，橄欖油是較好的選擇。橄欖油搭配沙拉，讓你吃得營養健康。但橄欖油1克約含9大卡熱量，仍得注意量食用。

94

10th week

年　月　日 星期　　天氣　　今天體重　　kg

早	|幾點吃| : |在哪吃|	|和誰吃|	
主食	主菜	副菜	湯	飲料	其他

中	|幾點吃| : |在哪吃|	|和誰吃|	
主食	主菜	副菜	湯	飲料	其他

晚	|幾點吃| : |在哪吃|	|和誰吃|	
主食	主菜	副菜	湯	飲料	其他

我的運動

活動　　　　　　　　　　　運動

　　分　　　　分　　　　　　　分　　　　分

　　分　　　　分　　　　　　　分　　　　分

排便

生理期中

生理期後　　　天

心裡偷偷說

減重小常識　　對減重的人而言，食物的烹調方法也是很重要的喔！水煮、電鍋蒸、微波加熱、火烤，都能減少熱量的攝取。其中的微波烤箱，在短時間內，可不用油將食物煮熟，省時又方便。

年　　月　　日　星期　　天氣　　今天體重　　kg

早	幾點吃	：	在哪吃		和誰吃	
主食	主菜	副菜	湯	飲料	其他	

中	幾點吃	：	在哪吃		和誰吃	
主食	主菜	副菜	湯	飲料	其他	

晚	幾點吃	：	在哪吃		和誰吃	
主食	主菜	副菜	湯	飲料	其他	

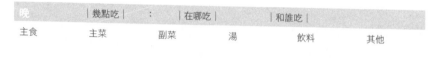

我的運動

活動

　　　分　　　　分

　　　分　　　　分

運動

　　　分　　　　分

　　　分　　　　分

排便

生理期中

生理期後　　　天

心裡偷偷說

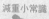
減重小常識

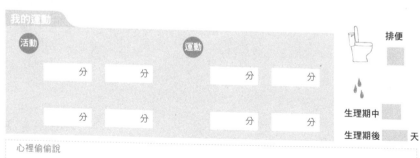
適量的運動是最佳的減重方法,但要記得一開始運動時是消耗掉血液中的血糖,等血糖降低後才消耗肝糖,要運動30分鐘才能真正消耗掉脂肪。

11th week

年　　月　　日 星期　　天氣　　今天體重　　kg

計畫第 72 天

早		幾點吃	:	在哪吃		和誰吃	
主食	主菜	副菜	湯	飲料	其他

中		幾點吃	:	在哪吃		和誰吃	
主食	主菜	副菜	湯	飲料	其他

晚		幾點吃	:	在哪吃		和誰吃	
主食	主菜	副菜	湯	飲料	其他

我的運動

活動

	分		分
	分		分

運動

	分		分
	分		分

排便

生理期中

生理期後　　天

心裡偷偷說

減重小常識　一般人都以為減重只靠控制食量，但其實若沒有搭配適量的有氧運動，很難達到健康瘦身的效果，而且食量恢復後很容易復胖，建議搭配慢跑、瑜珈、有氧舞蹈、游泳和快走等有氧運動。

11th week

年　　月　　日　星期　　　天氣　　　今天體重　　　kg

早	|幾點吃|	：	|在哪吃|		|和誰吃|	
主食	主菜	副菜	湯	飲料	其他

中	|幾點吃|	：	|在哪吃|		|和誰吃|	
主食	主菜	副菜	湯	飲料	其他

晚	|幾點吃|	：	|在哪吃|		|和誰吃|	
主食	主菜	副菜	湯	飲料	其他

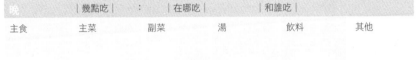

我的運動

活動			運動		排便
分	分		分	分	
分	分		分	分	生理期中

生理期後　　　天

心裡偷偷說

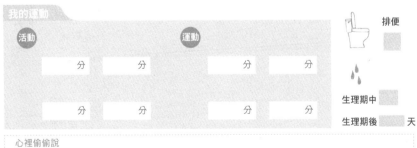

減重小常識

減重時想吃麵包怎麼辦？不含油、雞蛋的「貝果」是你最佳的選擇。依種類每個貝果含有大約200～300大卡，低脂且需要咀嚼，吃了很有飽足感。

11th week

年　　月　　日　星期　　天氣　　今天體重　　kg

早		幾點吃	：	在哪吃		和誰吃	
主食	主菜	副菜	湯	飲料	其他		

中		幾點吃	：	在哪吃		和誰吃	
主食	主菜	副菜	湯	飲料	其他		

晚		幾點吃	：	在哪吃		和誰吃	
主食	主菜	副菜	湯	飲料	其他		

我的運動

活動

分	分
分	分

運動

分	分
分	分

排便

生理期中

生理期後　　天

心裡偷偷說

減重小常識

時常喝冰冷飲料的人要注意了，尤其在夏天，如果喝過多的冰涼飲料會使得淋巴循環不順暢，無法有效排出體內多餘的水分和老舊廢物，易導致身體水腫。

11 th week

年　　月　　日　星期　　天氣　　今天體重　　kg

早	|幾點吃|	：	|在哪吃|		|和誰吃|	
主食	主菜	副菜	湯	飲料	其他

中	|幾點吃|	：	|在哪吃|		|和誰吃|	
主食	主菜	副菜	湯	飲料	其他

晚	|幾點吃|	：	|在哪吃|		|和誰吃|	
主食	主菜	副菜	湯	飲料	其他

我的運動

活動　　　　　　　　　　　　運動

　　　分　　　　分　　　　　　　　分　　　　分

　　　分　　　　分　　　　　　　　分　　　　分

排便

生理期中

生理期後　　　　天

心裡偷偷說

減重小常識　　該用什麼器器盛裝食物，才能讓努力減重的你視覺上感到滿足呢？建議可以選擇邊緣較寬，內側有許多圖案的器皿，這樣即使食物量少，看起來也很豐盛，相反地，別使用白色器皿喔！

11th week

年　　月　　日　星期　　天氣　　今天體重　　kg

早		幾點吃| : |在哪吃|	|和誰吃|	
主食	主菜	副菜	湯	飲料	其他

中		幾點吃| : |在哪吃|	|和誰吃|	
主食	主菜	副菜	湯	飲料	其他

晚		幾點吃| : |在哪吃|	|和誰吃|	
主食	主菜	副菜	湯	飲料	其他

我的運動

活動　　　　　　　　　　　運動

分　　　　分　　　　　　分　　　　分

分　　　　分　　　　　　分　　　　分

排便

生理期中

生理期後　　　天

心裡偷偷說

減重小常識　為了維持內臟和大腦等機能運作、調解體溫、睡眠時所消耗的能量叫作「基礎代謝量」，提高代謝量便能增加熱量的消耗。一般人都以為夏天的基礎代謝量較高，其實在寒冷的冬天，因為要燃燒脂肪以維持體溫，基礎代謝量較夏天來得高。

11th week

年　　月　　日　星期　　　天氣　　今天體重　　kg

早		幾點吃	：	在哪吃		和誰吃		
主食	主菜		副菜		湯		飲料	其他

中		幾點吃	：	在哪吃		和誰吃		
主食	主菜		副菜		湯		飲料	其他

晚		幾點吃	：	在哪吃		和誰吃		
主食	主菜		副菜		湯		飲料	其他

我的運動

活動

運動

　　分　　　　分　　　　　　　分　　　　分

　　分　　　　分　　　　　　　分　　　　分

排便

生理期中

生理期後　　天

心裡偷偷說

減重小常識　充足的睡眠時間大大影響減重的成果，睡不到4小時的人的肥胖機率，是睡眠時間達到7～9小時的人的1.7倍。但不建議起床之後睡回籠覺，會破壞體內生理時鐘，影響代謝率。

11th week

年　　月　　日 星期　　天氣　　今天體重　　kg

早	|幾點吃| ： |在哪吃|	|和誰吃|	

主食	主菜	副菜	湯	飲料	其他

中	|幾點吃| ： |在哪吃|	|和誰吃|	

主食	主菜	副菜	湯	飲料	其他

晚	|幾點吃| ： |在哪吃|	|和誰吃|	

主食	主菜	副菜	湯	飲料	其他

我的運動

活動　　　　　　　　　　　運動

排便

	分		分			分		分
	分		分			分		分

生理期中

生理期後　　　天

心裡偷偷說

減重小常識　　哪一種糖類較適合減重者食用？答案是「寡糖」。寡糖的熱量是白糖、黑糖的二分之一，有能促進腸胃蠕動、預防便秘，而且GI值（升糖指數）也低，血糖值的上昇較緩慢，也比其他糖類更不易囤積脂肪。

12th week

早	|幾點吃|	：	|在哪吃|		|和誰吃|	
主食	主菜	副菜	湯	飲料	其他

中	|幾點吃|	：	|在哪吃|		|和誰吃|	
主食	主菜	副菜	湯	飲料	其他

計畫第
79
天

晚	|幾點吃|	：	|在哪吃|		|和誰吃|	
主食	主菜	副菜	湯	飲料	其他

我的運動

活動

	分		分

	分		分

運動

	分		分

	分		分

排便

生理期中

生理期後　　　天

心裡偷偷說

減重小常識

　覺得減重很辛苦嗎？那你可以每週選一天稍微變化菜色，或來一點70％可可的巧克力，休息片刻，給自己的減重計畫來一點鼓勵。

12th week

年　　月　　日　星期　　天氣　　今天體重　　kg

早		幾點吃	：	在哪吃		和誰吃	
主食	主菜	副菜	湯	飲料	其他

中		幾點吃	：	在哪吃		和誰吃	
主食	主菜	副菜	湯	飲料	其他

晚		幾點吃	：	在哪吃		和誰吃	
主食	主菜	副菜	湯	飲料	其他

我的運動

活動				運動		
	分	分			分	分
	分	分			分	分

排便

生理期中

生理期後　　天

心裡偷偷說

減重小常識

減重過程中，倘若因空腹而感覺焦躁不安時，可試試來杯溫熱的綠茶。綠茶中含有茶氨酸（L-Theanine）成分，具有減少焦慮、鎮靜的效果。

年　　　月　　　日　星期　　　天氣　　　今天體重　　　kg

早		幾點吃	：	在哪吃		和誰吃	
主食	主菜	副菜		湯		飲料	其他

中		幾點吃	：	在哪吃		和誰吃	
主食	主菜	副菜		湯		飲料	其他

晚		幾點吃	：	在哪吃		和誰吃	
主食	主菜	副菜		湯		飲料	其他

我的運動

活動

運動

排便

___分　___分　　___分　___分

生理期中

___分　___分　　___分　___分

生理期後　　天

心裡偷偷說

減重小常識

泡澡直接消耗的熱量其實不多，但它對減重仍有不小的功效。泡澡最大的好處是讓身體溫暖，加速全身的代謝。水的溫度不宜過高，建議溫度為38～40℃。

12th week

年　　月　　日　星期　　天氣　　今天體重　　kg

早		幾點吃	：| 在哪吃		和誰吃	
主食	主菜	副菜	湯	飲料	其他

中		幾點吃	：| 在哪吃		和誰吃	
主食	主菜	副菜	湯	飲料	其他

晚		幾點吃	：| 在哪吃		和誰吃	
主食	主菜	副菜	湯	飲料	其他

我的運動

活動			運動		
分	分		分	分
分	分		分	分

排便

生理期中

生理期後　　　天

心裡偷偷說

減重小常識

💗 泡澡之前喝一杯溫開水，有助於流汗，可藉由流汗將體內的老舊物質和水分排出，避免水腫，視覺上體型也比較纖瘦。

12th week

年　　月　　日　星期　　天氣　　今天體重　　kg

早		幾點吃	：	在哪吃		和誰吃	
主食	主菜	副菜	湯	飲料	其他

中		幾點吃	：	在哪吃		和誰吃	
主食	主菜	副菜	湯	飲料	其他

計畫剩 7 天

晚		幾點吃	：	在哪吃		和誰吃	
主食	主菜	副菜	湯	飲料	其他

我的運動

活動		運動	
分	分	分	分
分	分	分	分

排便

生理期中

生理期後　　天

心裡偷偷說

減重小常識

幾個好朋友一起減重時，很容易發生相互比較減重成果的情形，這時多看體重。其實減重不單只有減體重，還需綜合測量體脂肪、BMI值等數據，才能達到有效的成果。

12th week

年　　月　　日　星期　　　天氣　　　今天體重　　　kg

早		幾點吃｜　：　｜在哪吃｜　　｜和誰吃｜			
主食	主菜	副菜	湯	飲料	其他

中		幾點吃｜　：　｜在哪吃｜　　｜和誰吃｜			
主食	主菜	副菜	湯	飲料	其他

晚		幾點吃｜　：　｜在哪吃｜　　｜和誰吃｜			
主食	主菜	副菜	湯	飲料	其他

我的運動

活動			運動		排便
	分	分	分	分	
	分	分	分	分	生理期中

生理期後　　　天

心裡偷偷說

減重小常識　總是覺得自己下半身肥胖的人，這裡提供你在健康上這些部位的理想尺寸：臀部＝身高（公分）×0.53（公分）；小腿＝身高（公分）×0.2（公分）；大腿＝身高（公分）×0.2（公分），大家可以測量看看。

12th week

年　　月　　日　星期　　天氣　　今天體重　　kg

早	|幾點吃|	：	|在哪吃|		|和誰吃|	
主食	主菜	副菜	湯	飲料	其他

中	|幾點吃|	：	|在哪吃|		|和誰吃|	
主食	主菜	副菜	湯	飲料	其他

晚	|幾點吃|	：	|在哪吃|		|和誰吃|	
主食	主菜	副菜	湯	飲料	其他

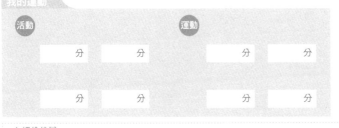

我的運動

活動　　　　　　　　　　　　運動

　　　分　　　　分　　　　　　　分　　　　分

　　　分　　　　分　　　　　　　分　　　　分

排便

生理期中

生理期後　　　天

心裡偷偷說

減重小常識

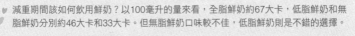

減重期間該如何飲用鮮奶？以100毫升的量來看，全脂鮮奶約67大卡，低脂鮮奶和無脂鮮奶分別約46大卡和33大卡。但無脂鮮奶口味較不佳，低脂鮮奶則是不錯的選擇。

年　　月　　日　星期　　　天氣　　　今天體重　　　kg

計畫剩 4 天

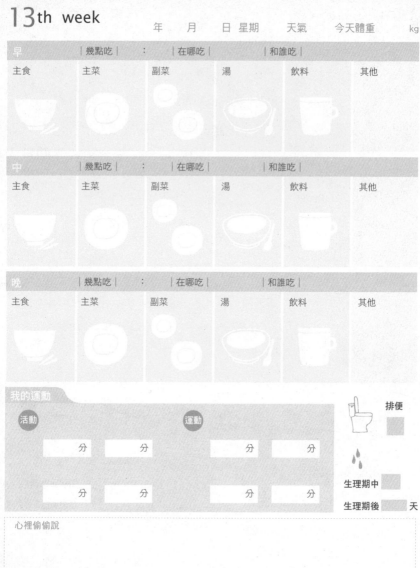

早		幾點吃	：	在哪吃		和誰吃	
主食	主菜	副菜	湯	飲料	其他

中		幾點吃	：	在哪吃		和誰吃	
主食	主菜	副菜	湯	飲料	其他

晚		幾點吃	：	在哪吃		和誰吃	
主食	主菜	副菜	湯	飲料	其他

我的運動

活動　　　　　　　　　　　　　運動

　　　　分　　　　　分　　　　　　　分　　　　　分

　　　　分　　　　　分　　　　　　　分　　　　　分

排便

生理期中

生理期後　　　天

心裡偷偷說

減重小常識　除了飲用低脂鮮奶，豆漿更是推薦的飲料。100毫升的豆漿和無脂鮮奶同樣約46大卡，屬於低卡，而且豆漿中含有豐富、對減重有利的維生素B群和大豆異黃酮（Soy Isoflavones）等成分，是健康飲料。

13th week

年　　月　　日 星期　　天氣　　今天體重　　kg

早		幾點吃	：	在哪吃		和誰吃	

主食	主菜	副菜	湯	飲料	其他

中		幾點吃	：	在哪吃		和誰吃	

主食	主菜	副菜	湯	飲料	其他

晚		幾點吃	：	在哪吃		和誰吃	

主食	主菜	副菜	湯	飲料	其他

計畫剩 3 天

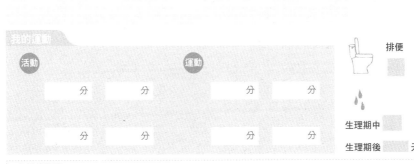

我的運動

活動　　　　　　　　　　　　運動

　　　分　　　　分　　　　　　　分　　　　分

　　　分　　　　分　　　　　　　分　　　　分

排便

生理期中

生理期後　　　天

心裡偷偷說

減重小常識

起司中含有可加速脂肪代謝的維生素B2，以及蛋白質和多種礦物質，適量食用可補充減重期間的營養，但根據種類熱量不盡相同，食用前應看包裝上的說明。

111

13th week

年　　月　　日　星期　　　天氣　　今天體重　　　kg

計畫剩2天

早		幾點吃	：	在哪吃		和誰吃	
主食	主菜	副菜	湯	飲料	其他

中		幾點吃	：	在哪吃		和誰吃	
主食	主菜	副菜	湯	飲料	其他

晚		幾點吃	：	在哪吃		和誰吃	
主食	主菜	副菜	湯	飲料	其他

我的運動

活動

	分		分
	分		分

運動

	分		分
	分		分

排便

生理期中

生理期後　　天

心裡偷偷說

減重小常識

💚 減重期間最好不要吃冰，但若夏天實在熱的受不了，與其嘗一點乳脂肪較高的香草冰淇淋，更建議換成含較多水分的冰砂或者剉冰為佳。

13th week

年　　月　　日 星期　　天氣　　今天體重　　kg

早	｜幾點吃｜	：	｜在哪吃｜		｜和誰吃｜	
主食	主菜	副菜	湯		飲料	其他

中	｜幾點吃｜	：	｜在哪吃｜		｜和誰吃｜	
主食	主菜	副菜	湯		飲料	其他

晚	｜幾點吃｜	：	｜在哪吃｜		｜和誰吃｜	
主食	主菜	副菜	湯		飲料	其他

我的運動

活動

　　　　分　　　　分

　　　　分　　　　分

運動

　　　　分　　　　分

　　　　分　　　　分

排便

生理期中

生理期後　　天

心裡偷偷說

減重小常識

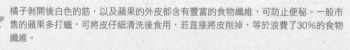

橘子剝開後白色的筋，以及蘋果的外皮都含有豐富的食物纖維，可防止便秘。一般市售的蘋果多打蠟，可將皮仔細清洗後食用，若直接將皮削掉，等於浪費了30%的食物纖維。

Step4 Finish My Project

減重計畫完畢！

90天的減重日記終於寫完了，重新審視你記錄的內容，找到日後飲食和運動的規則，相信減掉的體重，一定不會再回來的！

再一次測量自己的身體

目標達成天

減重計畫之初，還記得在p.5中做過了一次測量，90天後，拿出你的捲尺，再次麻煩你的家人、朋友幫你測量一下，將數據完整記入下圖中。與p.5中的紀錄對照，是不是發現數據不同了呢？

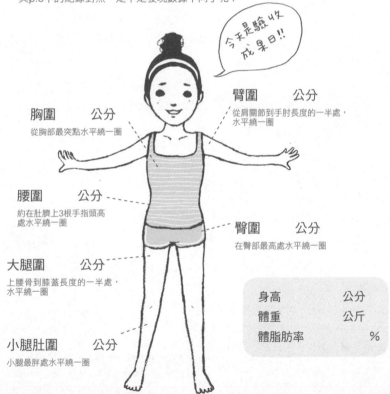

今天是驗收成果日!!

胸圍　　　公分
從胸部最突點水平繞一圈

臂圍　　　公分
從肩關節到手肘長度的一半處，水平繞一圈

腰圍　　　公分
約在肚臍上3根手指頭高處水平繞一圈

臀圍　　　公分
在臀部最高處水平繞一圈

大腿圍　　　公分
上腰骨到膝蓋長度的一半處，水平繞一圈

小腿肚圍　　　公分
小腿最胖處水平繞一圈

身高　　　公分
體重　　　公斤
體脂肪率　　　%

My Diet Diary within 90 Days

結 業 證 書

受獎者　　　　　　　　　　先生／小姐

受獎事實——

參加90天減重計畫（　　月　　日～　　月　　日），在減重期間，以極佳的耐力，認真實踐減重日記的內容，態度誠懇，積極用心，達成目標而表現優異，特頒此證書，以茲肯定。

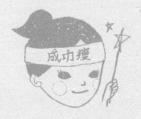

美好生活實踐小組　　　年　　月　　日

我自己的體重表

建議在減重期間，家裡準備一個電子體重機，每天測量體重後將其記錄在下表。當然，每天的運動量、飲食和生理狀況等，可一併記下，方便做審查。下面的範例表，是以165公分、70公斤，25歲上班族的女性小娟為例的記錄內容。

開始體重
每1小格為0.1公斤

飲食
在飲食空格中，記錄每天大略的飲食狀況，「◎」為有按照計畫吃，「△」為沒有按照計畫（吃太多或偷吃零食、生病沒有進食等）。

運動時間
指當天打球、跑步等運動的時間總和

活動時間
指當天打掃、走路或煮飯、爬樓梯等活動時間的總和

排便
記錄下當天的排便狀況，如「★」代表順暢；「●」代表下痢排出液態的糞便、稀便，排便的次數也較一般來得多；「▲」則代表便秘，上不出來。

生理期
指生理期開始到結束的時間

	10/6(一)	10/7(二)	10/8(三)	10/9(四)	10/10(五)	10/11(六)	10/12(日)	10/13(一)
72公斤 +2公斤								
71公斤 +1公斤								
70公斤 減重開始								
69公斤 -1公斤								
68公斤 -2公斤								
67公斤 -3公斤								
66公斤 -4公斤								
飲食	◎	◎	◎	△	◎	◎	◎	◎
運動時間	30	30	45	30	30	30	30	45
活動時間	60	30	60	30	60	60	60	45
排便	▲	★	●	★	★	★	★	★
生理期								

體重表範例

/	/	/	/	/	/	/	/	/	/	/	/	/	/	/	/
( )	( )	( )	( )	( )	( )	( )	( )	( )	( )	( )	( )	( )	( )	( )	( )

	/	/	/	/	/	/	/	/		/	/	/	/	/	/
	( )	( )	( )	( )	( )	( )	( )	( )		( )	( )	( )	( )	( )	( )
公斤 +2公斤															
公斤 +1公斤															
公斤 減重開始															
公斤 -1公斤															
公斤 -2公斤															
公斤 -3公斤															
公斤 -4公斤															
飲食															
運動時間															
活動時間															
排便															
生理期															

/	/	/	/	/	/	/	/	/	/	/	/	/	/	/	/
( )	( )	( )	( )	( )	( )	( )	( )	( )	( )	( )	( )	( )	( )	( )	( )

	/	/	/	/	/	/	/	/	/	/	/	/	/	/
	( )	( )	( )	( )	( )	( )	( )	( )	( )	( )	( )	( )	( )	( )

公斤
+2公斤

公斤
+1公斤

公斤
減重開始

公斤
-1公斤

公斤
-2公斤

公斤
-3公斤

公斤
-4公斤

飲食		
運動時間		
活動時間		
排便		
生理期		

/ / / / / / / /	/ / / / / / / /
( ) ( ) ( ) ( ) ( ) ( ) ( ) ( )	( ) ( ) ( ) ( ) ( ) ( ) ( ) ( )

	/	/	/	/	/	/	/	/	/	/	/	/	/	/
	( )	( )	( )	( )	( )	( )	( )	( )	( )	( )	( )	( )	( )	( )

公斤
+2公斤

公斤
+1公斤

公斤
減重開始

公斤
-1公斤

公斤
-2公斤

公斤
-3公斤

公斤
-4公斤

飲食		
運動時間		
活動時間		
排便		
生理期		

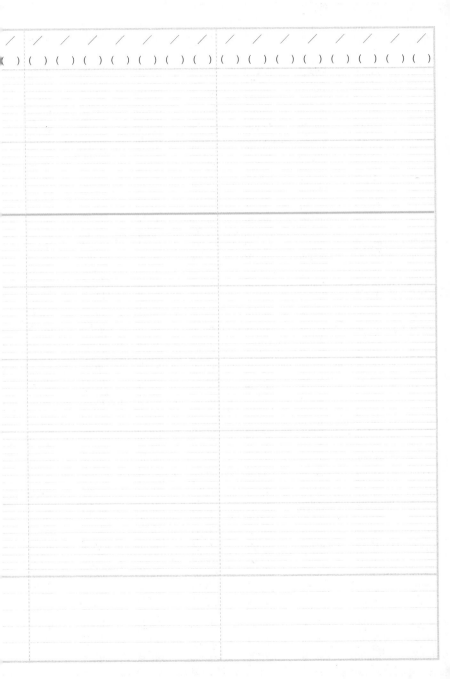

常見食材熱量及營養成份表

以下皆為每100公克所含的熱量和營養成份，資料來源為行政院衛生署台灣地區營養成份資料庫，減重期間選擇食材烹調時，可參照這個表格。

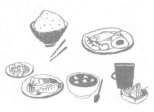

★ 蔬菜類

食物名稱	熱量 (大卡)	膳食纖維 (公克)	維生素A效力 (RE)	維生素B₁ (mg)	維生素B₂ (mg)	維生素C (mg)	鐵 (mg)
牛蒡	98	6.7	3.3	0.04	0.03	4	0.9
胡蘿蔔	38	2.6	9980	0.03	0.04	4	0.4
蓮藕	74	2.7	1.7	0.06	0	42	0.4
白蘿蔔	21	1.3	0	0.01	0.02	18	0.2
竹筍	22	2.3	0	0.04	0.06	3	0.3
苜蓿芽	21	2	6.7	0.08	0.1	4	1
筊白筍	22	2.1	0.7	0.09	0.03	6.5	0.3
黃豆芽	37	3	275	0.03	0.01	13	0.8
薑	20	2	0	0	0.01	3	0.4
蘆筍	27	1.9	81.7	0.16	0.07	16	0.6
韭菜	27	2.4	387.5	0.03	0.08	12	1.3
洋蔥	41	1.6	0	0.03	0.01	5	0.3
青蔥	28	2.6	101.7	0.05	0.06	15	1.4
青蒜	36	3.5	300	0.04	0.07	40	2.2
小白菜	13	1.8	236.7	0.02	0.04	40	1.4
九層塔	28	3.4	1264.2	0.06	0.18	11	3.9
高麗菜	23	1.3	5.7	0.02	0.02	33	0.3
蕃薯葉	30	3.1	1269.2	0.03	0	19	1.5
包心白菜	12	0.9	5	0.01	0.02	19	0.4
芹菜	17	1.6	71.7	0	0.04	7	0.9
空心菜	24	2.1	378.3	0.01	0.1	14	1.5
青江菜	16	2.1	198.3	0.01	0.07	32	1.7
西洋芹	13	1	26.7	0.01	0.02	3	0.3
茼蒿	16	1.6	503.3	0.03	0.03	7	3.3
菠菜	22	2.4	638.3	0.05	0.08	9	2.1
紫甘藍	28	2.2	4.5	0.02	0.06	41	0.3
萵苣	11	0.8	0	0.02	0.06	2	0.4
花椰菜	23	2.2	1.2	0.03	0.02	73	0.4
綠花椰菜	31	2.7	103.3	0.07	0.09	69	0.8
韭菜花	28	2.3	500	0.05	0.07	18	0.4
冬瓜	13	1.1	0	0.01	0.02	25	0.2

食物名稱	熱量 (大卡)	膳食纖維 (公克)	維生素A效力 (RE)	維生素B₁ (mg)	維生素B₂ (mg)	維生素C (mg)	鐵 (mg)
玉米筍	27	2.4	8.3	0.02	0.7	12	3.9
苦瓜	18	1.9	2.3	0.03	0.02	19	0.3
茄子	25	2.3	3.3	0.07	0.03	6	0.4
南瓜	64	1.7	874.2	0.12	0.03	3	0.4
甜椒	25	2.2	36.7	0.03	0.03	94	0.4
絲瓜	17	0.6	0	0.01	0.02	6	0.2
辣椒	61	6.8	370	0.17	0.15	141	7.4
澎湖絲瓜	18	1.8	10.5	0.02	0.2	2	3.4
蕃茄	26	1.2	84.2	0.02	0.02	21	0.3
山藥	73	1	0	0.03	0.02	4.2	0.3
海帶	16	3	37.5	0	0	0	0.2
髮菜	275	20.4	0	0.2	1.07	0	33.8
木耳	35	6.5	0	0	0.05	0	1.1
金針菇	41	2.9	0	0	0.13	-	0.9
洋菇	27	1.8	0	0.02	0.3	0.1	1
香菇	40	3.9	0	0.02	0.14	0.2	0.6
草菇	34	2.7	0	0.05	0.26	0.2	1.5

★ 海鮮類

食物名稱	熱量 (大卡)	維生素A效力 (RE)	維生素B₁ (mg)	維生素B₂ (mg)	維生素C (mg)	鈣 (mg)	鐵 (mg)
吳郭魚	107	0.9	0.01	0.08	4.3	7	0.6
鯖魚（鹹）	280	34	0.08	0.59	-	32	1.4
鯖魚（生）	417	183.1	0.03	0.47	0	7	1.4
鯖魚（炒）	410	158.1	0.17	0.27	0	2	1.9
鯖魚（炸）	555	102.5	0.14	0.31	0	8	1.7
鯖魚（煮）	375	125.3	0.18	0.32	0	6	1.8
鯖魚（煎）	410	107.4	0.3	0.44	0	17	2.1
鯖魚（蒸）	392	141.7	0.2	0.34	0	5	1.5
鰹魚	149	92	0.08	0.17	0.4	8	2.5
白鯧魚	132	14	0.01	0.14	0	8	0.3
鱸魚	119	4	0.05	0.15	0	8	0.7
白鱸	76	6	0.01	0.07	0	4	0.6
海鱸	125	12	0.08	0.12	0	3	0.3
小魚干	335	8	0.07	0.15	-	2213	6.8
烏魚子	305	270	0.03	2.93	0	3	2
九孔	92	1	0.01	2.09	0.4	46	11.4
干貝	302	3	0.02	0.05	0	71	1.5
鮑魚	83	0	0.01	0.27	1.7	16	0.5

食物名稱	熱量 (大卡)	維生素A效力 (RE)	維生素B₁ (mg)	維生素B₂ (mg)	維生素C (mg)	鈣 (mg)	鐵 (mg)
文蛤	69	19	Tr	0.7	1.6	131	12.9
蜆仔	87	48.4	0.01	0.4	0.9	58	2.4
生蠔	83	23.4	0.06	0.32	5	149	5
牡蠣（蚵仔）	77	19	Tr	0.53	1.1	25	6.6
海蛤	25	3.2	Tr	0.13	0.3	48	3.8
章魚	61	16	Tr	0.17	0.5	14	6.1
小卷	74	15	0.05	0.06	0	11	0.7
真烏賊（花枝）	71	2	0.01	0.03	1.4	4	0.1
烏賊（花枝）	51	3	0.01	0.05	0.7	13	0.2
大頭蝦（紅蝦）	93	0	0.04	0.06	1.2	25	0.9
劍蝦	79	4.9	0.01	0.04	0.8	110	3.8
草蝦	98	0	0.1	0.1	2.8	5	0.3
明蝦	83	0	0.06	0.05	2.2	20	0.5
蝦仁	51	0	Tr	0.02	-	104	3.2
蝦皮	157	1.4	0.02	0.07	-	1381	6.3
蝦米	248	17	0.03	0.15	-	1075	4.9
紅蟳	142	13	0.01	0.94	0	79	2.6
白海參	28	6	Tr	0	-	55	0.4
海蜇皮 (生,濕)	26	0	Tr	0.01	9.8	31	2.6

★ 肉類

食物名稱	熱量 (大卡)	維生素A效力 (RE)	維生素E效力 (RE)	維生素B₁ (mg)	維生素B₂ (mg)	維生素C (mg)	鐵 (mg)
牛小排	390	43.6	0.17	0.09	0.16	5	1.6
牛腱	123	3.9	0.35	0.06	0.21	0	3
牛腩	331	32.2	0.37	0.05	0.13	0	2.3
牛肉條	250	23	0.84	0.05	0.17	0	2.8
牛後腿股肉	153	3.2	0.36	0.08	0.18	2.7	2.8
牛腿肉	117	1.3	0.5	0.02	0.15	3	3
牛肚	109	3	0.39	0.02	0.11	0.6	0.8
羊肉	198	14	0.04	0.09	0.27	-	0.6
豬大里肌	187	4	0.17	0.94	0.16	0.6	0.6
豬五花肉	393	33	0.25	0.56	0.13	0.8	0.6
豬梅花肉	341	3	0.18	0.65	0.19	0.9	0.9
豬肝連	254	420.2	0.34	0.66	0.31	3.6	2.9
豬腱肉	127	3	0.14	0.52	0.21	7	1.2

食物名稱	熱量 (大卡)	維生素A效力 (RE)	維生素E效力 (RE)	維生素B₁ (mg)	維生素B₂ (mg)	維生素C (mg)	鐵 (mg)
豬前腿肉	124	3.5	0.26	1.17	0.26	0.8	1.3
豬前腿瘦肉	115	7.6	0.24	1.05	0.23	0	1.3
豬後腿肉	117	1.9	0.28	0.59	0.23	0.9	1.2
豬後腿瘦肉	114	3.9	0.2	0.77	0.14	4.3	1.3
臘肉	381	74	0.03	0.21	0.24	0	1.3
五花肉臘肉	524	0	0.04	0.46	0.16	4.1	0.9
後腿臘肉	436	0	0.21	0.75	0.27	2.8	1.5
豬蹄膀	331	24	0.03	0.35	0.15	0.8	1
豬腳	223	15	0.1	0.16	0.15	1	1
豬心	125	12	0.42	0.38	1.03	3.2	4.8
豬舌	177	13	0.16	0.37	0.44	2.4	4.1
豬肝	119	11496	0.16	0.32	4.28	22	11
豬肚	155	10	0.18	0.08	0.25	4.8	1.1
豬大腸	213	12	0.05	0.03	0.07	0	1.2
豬小腸	132	1	0.09	0.04	0.15	0	1.5
豬血	19	0	0.01	0	0	0	1.5
火腿	138	5	0.09	0.28	0.2	0.9	1.4
香腸	350	8	0.02	0.47	0.19	-	1.1
小香腸	366	16.9	0.14	0.28	0.16	58.5	1.2
培根	309	28.7	0.21	0.41	0.11	50.7	0.1
熱狗	285	24	0.3	0.16	0.1	51	1.9
鴨肉	111	13	0.26	0.36	0.52	0.9	3.8
鴨血	23	10.2	0.02	0	Tr	0.9	19.8
土雞里肌肉	109	8	0.1	0.07	0.08	1.8	0.3
肉雞里肌肉	102	2	0.12	0.1	0.09	2.9	0.3
土雞雞胸肉	121	7	0.09	0.08	0.08	1.6	0.8
肉雞雞胸肉	104	9	0.3	0.13	0.08	2.4	0.4
土雞腿	142	13	0.22	0.08	0.2	2.1	0.6
肉雞腿	143	26	0.29	0.1	0.16	3.2	0.4
雞爪	205	37	0.47	0.02	0.06	0.2	0.8
雞心	213	65	0.19	0.17	2	1.1	3.2
雞肝	120	6126	0.41	0.35	2.45	19.2	3.5
雞胗	107	10	0.2	0.03	0.22	2.4	2.2
火雞	141	29	0.06	0.07	0.14	1.2	1
鵝肉	187	45	0.11	0.07	0.33	0.6	1.9
茶鵝	353	74.8	0.05	1.04	0.21	2	2.4
熟鵝腿肉	292	17	0.16	0.06	0.44	-	14

MAGIC 029

我的90天減重日記本
90 Days Diet Diary

編著	美好生活實踐小組
內文設計	潘純靈
封面	鄭寧寧
編輯	彭文怡
校對	連玉瑩
企劃統籌	李橘
行銷企劃	呂瑞芸
總編輯	莫少閒
出版者	朱雀文化事業有限公司
地址	台北市基隆路二段13-1號3樓
電話	02-2345-3868
傳真	02-2345-3828
劃撥帳號	19234566朱雀文化事業有限公司
e-mail	redbook@ms26.hinet.net
網址	redbook.com.tw
總經銷	大和書報圖書股份有限公司 02-8990-2588
ISBN	978-986-6029-36-3
建議CIP	425.2
初版12刷	2021.05
定價	150元

出版登記北市業字第1403號
全書圖文未經同意不得轉載和翻印
本書如有缺頁、破損、裝訂錯誤，請寄回本公司更換